Alois Bednar

Kinder-Diätetik

Naturgemäße Pflege des Kindes in den ersten Lebensjahren

DOGMA

Alois Bednar

Kinder-Diätetik

Naturgemäße Pflege des Kindes in den ersten Lebensjahren

ISBN/EAN: 9783955075330

Auflage: 1

Erscheinungsjahr: 2012

Erscheinungsort: Bremen, Deutschland

Kinder-Diätetik

oder

naturgemäße Pflege des Kindes

in den ersten Lebensjahren,

mit besonderer Berücksichtigung

der

noch dabei herrschenden Irrthümer und Vorurtheile

von

Alois Bednař,

Doktor der Medizin und Chirurgie, Magister der Geburtshilfe, Docen-
ten der Kinderkrankheiten an der k. k. Universität, g. pr. Primararzte
der k. k. Findelanstalt, Mitgliede mehrerer gelehrten Gesellschaften und
praktischem Kinderarzte zu Wien.

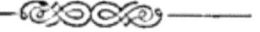

Wien 1857.

Wilhelm Braumüller,

k. k. Hofbuchhändler.

Vorwort.

Abhandlungen über physische Erziehung der Kinder sind schon viele geschrieben worden, welche für Mütter und Aerzte auch viel Lehrreiches enthalten. Daß ich mich entschloß ihre Zahl noch zu vermehren, geschah aus folgenden Gründen:

Vorerst ist der Gegenstand für das Wohl der Kinder sowohl in ihren ersten Lebensjahren, als auch für ihre Zukunft von so großer Wichtigkeit, daß man ihn nicht genug allseitig erörtern kann, dann sind einige der herrschenden schädlichen Vorurtheile noch mit zu wenig Ernst und mit schwachen Waffen bekämpft worden.

Der französische Arzt Bergeret hat in seinem Werke „Maladies de l'enfance, erreurs générales etc." diesen Kampf muthig aufgenommen. Diejenigen seiner Ansichten, welche meine eigene Erfahrung bestätigt, werde ich in dieser Abhandlung unverändert anführen, manche jedoch berichtigen und Vieles ergänzen, um so zur Verbreitung nützlicher Vorschriften und zur Beseitigung schädlicher Vorurtheile in der Kinderpflege beizutragen.

Inhalt.

Gedruckt bei Jof. Stöckholzer v. Hirschfeld in Wien.

Einleitung.

Eine der hauptsächlichsten Ursachen, welche die Mißgriffe und Vorurtheile in der Kinderpflege fortpflanzen, stammt daher, daß man im Allgemeinen nicht weiß, wie die Natur des Kindes, seine innere Organisation beschaffen ist, wie der regelmäßige Gang seiner Functionen geleitet werden soll, mit einem Worte unter welchen Bedingungen sein physisches Wesen sich entwickeln und gedeihen kann. Die Mehrzahl der Mütter ist in dieser Hinsicht in der Lage eines Gärtners, welchem man die Pflege einer neuen Pflanze anvertraut und welcher nur falsche und unvollkommene Vorstellungen hat über die Natur derselben, über den Boden und die Lage, welche ihr zukommen, über die Art der Kultur, welche ihr am meisten eigen ist.

Die physische Natur des Kindes hat viel Ana=
logie mit jener der Pflanze. Drei wichtige Bedin=
gungen sind dem Wachsthume der Pflanze unent=
behrlich. Ihre Wurzeln müssen aus dem Erdboden
gewisse Grundstoffe schöpfen, die ihr als Nahrung
dienen; diese Grundstoffe steigen bis in die Sub=
stanz der Blätter, an deren Oberfläche sich ihre
Theilchen einerseits mit der Luft andererseits mit
dem Sonnenlichte in Wechselwirkung setzen und durch
deren mächtigen Einfluß sie große Veränderungen
eingehen; hierauf müssen diese so verarbeiteten Nah=
rungssäfte von neuem als Pflanzensaft den Kreis=
lauf in den unzähligen kleinen Röhrchen, mit denen
die Pflanze versehen ist, durchmachen, um zur Ent=
wickelung der verschiedenen, die Pflanze zusammen=
setzenden Theile zu dienen.

Wenn der Erdboden, wo die Pflanze .ihre
Wurzeln einsenkt, an jenen Grundstoffen, welche zu
ihrem Wachsthume nöthig sind, Mangel leidet, oder
wenn derselbe daran einen zu großen Reichthum
enthält, wenn die Luft, in welcher sie ihre Blätter
und Zweige ausbreitet, nicht hinreichend erneuert,
oder wenn sie des Lichtes beraubt wird, dann ver=

schmachtet die Pflanze, wächst nicht, verwelkt allmälig und stirbt ab.

Beim Kinde sind die Wurzeln durch den Magen und die Gedärme vertreten, deren innere Fläche
von unzähligen Sauggefäßen durchzogen ist, welche
bestimmt sind, aus den genossenen und verdauten
Speisen die nährenden Stoffe aufzusaugen. Die
Nährstoffe, nachdem sie auf diesem Wege in die
Blutadern gelangt sind, werden mit dem Blute zu
den Lungen getragen, wo die Athembewegungen
sie mit der äußern Luft in Wechselwirkung bringen, welche sie belebt und mit neuen Eigenschaften
versieht. Hernach kehrt das neu belebte Blut zum
Herzen zurück, von welchem es mittelst der Schlag-
adern zu allen Körpertheilen getrieben wird. Wie
der Saft in den Pflanzen, so kreiset das Blut im
menschlichen Körper, um zur Erhaltung und zum
Wachsthume aller seiner Organe zu dienen. Aber der
Organismus eignet sich nur einen Theil davon an, der
Rest wird durch die Hautausdünstung und die Harnab-
sonderung aus dem Körper ausgeschieden. Schon aus
diesem ist zu ersehen, welche wichtige Rolle die Haut
ausdünstung bei der Gesundheit des Kindes spielt.

Die Einwirkung der Sonnenstrahlen ist den Kindern nicht weniger als den Pflanzen nöthig; diejenigen Kinder, welche sie nicht genießen, bekommen ein bleiches Aussehen, schlaffe magere Muskeln, haben nicht die Kraft und Lebhaftigkeit ihres Alters.

Unabhängig von den Charakteren, welche sie mit den Pflanzen gemeinschaftlich haben, besitzen die Kinder zwei Fähigkeiten, die den Pflanzen mangeln, nämlich Bewegung und Empfindung. Auch diese spielen in ihrer Gesundheit eine wichtige Rolle. Ein gewisser Grad von Bewegung ist zur vollkommenen Ausübung ihrer Lebensthätigkeiten unentbehrlich, und die natürliche Empfindung soll nur in einem bestimmten Maße erregt werden, denn die Ueberreizung des Nervensystems kann gefährliche Folgen haben.

Wir können noch eine andere Analogie zwischen den Pflanzen und den Sprößlingen der Menschengattung aufstellen. Wenn ein Gärtner schöne Exemplare aus welcher Familie des Pflanzenreichs immer, erhalten will, so trägt er Sorge, sich einen guten Samen zu verschaffen, der ebenfalls von schönen und kräftigen Arten stammt. Ebenso verhält es sich beim Kinde; wenn es von kachektischen, mit erblichen Krankheiten behafteten Eltern gezeugt ist, so wird es schwächlich, mit dem Keime der ererbten Krankheit oder mit dieser schon behaftet zur Welt kommen.

Endlich haben die Kinder und die Pflanzen die Nothwendigkeit mit einander gemein, daß sie, hauptsächlich sehr junge Kinder, ein gewisser Grad von Wärme umgibt. Mit dem Eintritte der kalten Jahreszeit beginnt der Schlummer des Pflanzenlebens und hört endlich auf sich nach außen zu äußern.

Bei einem Neugebornen würde die Eigenwärme zur Erhaltung seines Lebens nicht hinreichen, wenn die Mutter diesen Mangel nicht ersetzen möchte, indem sie ihm ihre eigene Wärme mittheilt. In jedem Alter ist die Kälte im Stande Krankheiten zu erzeugen, indem sie die Hautausdünstung unterdrückt, welche zur Erhaltung der Gesundheit so unentbehrlich ist.

Die Verdauung, die Aufsaugung des Nahrungssaftes, die Athmung, der Blutumlauf, die Erhaltung und das Wachsthum des Körpers und die

an die Materie gebundene Entwickelung des Ge=
müthes und der Geistesfähigkeiten sind Gesetzen
unterworfen, die man nie ungestraft übertreten kann.

Lernet diese Gesetze und beobachtet sie, wenn
ihr kräftige Kinder haben wollt, deren Gesundheit
nicht beeinträchtigt werden sollte außer durch zu=
fällige Uebel, welche die ganze menschliche Weisheit
weder vorhersehen noch beschwören kann.

Aber wenn die Nahrungsmittel, die ihr ihnen
gebet, in der Menge oder in der Beschaffenheit
fehlerhaft sind, so werdet ihr sie gleich einer Pflanze
verschmachten sehen, welche in einem Boden vege=
tirt, der ihrer Natur nicht entspricht. Wenn ihr ihre
Lungen nur mit verdorbener Luft füllen läßt, so
wird ihr Gesicht erbleichen. Wenn der Mangel an
Sonnenlicht und hinreichender Wärme die Hautaus=
dünstung und die Ausathmung von Kohlensäure
beeinträchtigt, dann werden die unbrauchbaren Stoffe,
welche aus dem Körper hinausgeschafft werden sol=
len, in dem Blute zurückgehalten und Veranlassung
zu verschiedenen Krankheiten geben.

Die Hauptregeln der naturgemäßen Kinder=
pflege sind stets von den meisten Leuten mißkannt

oder durch tausend Vorurtheile auf eine in den Familien beinahe traditionelle Weise verdunkelt und entstellt worden; die Mehrzahl der Uebel, welche die Kindheit treffen, stammen aus der Unkenntniß und Entstellung dieser Grundsätze.

Bei vorurtheilsfreier Beobachtung findet man oft, daß Frauen sich die Leiden der eigenen oder der ihnen anvertrauten Kinder in ungereimter und irriger Weise erklären, woraus folgt, daß die Pflege, welche den kranken Kindern zu Theil wird, sehr oft von falschen Ideen und irrigen Ansichten vorgezeichnet wird. Man wird täglich von der lächerlichen Rolle überrascht, welche man das Zahnen und die Eingeweidewürmer bei der Entstehung der schwersten Kinderkrankheiten spielen läßt.

Bei dem geringsten Unwohlsein sowohl, als auch bei lebensgefährlichen Krankheiten der Kinder im ersten und zweiten Lebensjahre wird der Arzt mit den Worten begrüßt: Die Würmer oder die Zähne. Diese beherrschen noch immer die Krankheitslehre der Kindheit, obwohl die fehlerhafte Ernährung der Kinder die Mehrzahl ihrer Krankheiten hervorruft. Außer der Nahrung soll die Reinheit der einzuathmenden Luft, die Einwirkung des Lichtes, der Wärme, die Reinlichkeit des Körpers, der Kleidung, der Wohnung und freie Bewegung viel mehr berücksichtiget werden, als das Trugbild eines schweren Zahnens und der Wurmsucht.

Woher rührt die große Sterblichkeit der Kinder in den ersten Lebensjahren?

Von den in den letzten 24 Jahren in Wien zu= gewachsenen oder neugebornen . . 430,426 Kindern starben in der nämlichen Zeit . . . 191,289
es bleibt hiemit ein Rest von . . . 239,137

Es starb daher von den Gebornen fast die Hälfte weniger 23,924.

Von der jährlichen Durchschnittssumme der Gebor= nen verbleibt durchschnittlich kaum etwas mehr als die Hälfte am Leben; das heißt von 18,000 Gebornen 9960.

Es starben in Wien in den letzten 24 Jahren

419,385 Menschen
darunter . . . . 191,289 Kinder
mithin . . . . 228,096 Erwachsene.

Die Zahl der verstorbenen Kinder erreicht fast die Hälfte der Gesammtzahl der in Wien binnen 24 Jahren Verstorbenen.

Im Durchschnitte kommen auf jedes Jahr beinahe . . . . 17,900 Sterbefälle.

Darunter zählen wir Erwachsene 9,804

       „   „   „ Kinder   7,380

       „   „   „ Todtgeborne   700

Erwachsene männlichen Geschlechtes 4970

       „   weiblichen   „   4834

Kinder   männlichen   „   3817

      „   weiblichen   „   3563

Nimmt man nun an, die Bevölkerung Wiens
betrage in runder Zahl 500,000 Seelen und nimmt
man die Durchschnittszahl der jährlichen Sterbefälle
mit 18,000 an, so wechselt die Bevölkerung in 28
Jahren völlig oder es verhält sich die Sterblichkeit
in Wien zur Bevölkerung desselben wie 1 zu 28.

Kann die Schwäche des kindlichen Organismus
allein die bejammernswerthe Leichtigkeit erklären, mit
welcher die äußern Einflüsse denselben gefährden?
Sicher nein, eine große Zahl dieser jungen Wesen,
schon in der Blüthe ihrer Jahre dahingerafft, stirbt als
Opfer der Irrthümer und Vorurtheile, welche noch
heut zu Tage die physische Erziehung der Kinder und
die Behandlung ihrer Krankheiten beherrschen. Alle

*

Tage stößt der Arzt in der Kinderpraxis an einen dieser Irrthümer, wovon der Kopf der Mütter und Kinderpflegerinnen so eingenommen ist, daß nichts dieselben zu berichtigen vermag. Bald ist ein Lungenkatarrh bis zu seinem letzten Stadium gediehen, welcher das Kind mit Erstickung bedroht und zu dessen Beseitigung die Eltern anfangs keine ärztliche Hilfe gesucht haben, weil sie das Fieber und die Unruhe, welche den Kranken plagten, der Zahnarbeit zuschrieben.

Bald ist es eine Gehirnkrankheit, welche in voller Freiheit eine unverbesserliche Verwüstung in dem edelsten Organe anrichtet, weil die Eltern in einer trügerischen Sicherheit eingeschlummert und von demselben Irrthum verblendet sind, welcher so allgemein verbreitet ist, nämlich daß die Zahnung die Ursache der meisten Nervenerscheinungen bei Kindern abgeben soll.

Noch häufiger ist es eine hochgradige und vernachlässigte Darmentzündung, welche eine tiefe Störung in der Verdauung und Ernährung herbeiführt und den kleinen Kranken allmälig in den höchsten Grad von Schwäche und Abmagerung versetzt.

Im Beginne des Uebels wäre oft eine geregelte Diät hinreichend gewesen dasselbe zu beseitigen, aber es nahm von Tag zu Tag an Gefährlichkeit zu, weil die Mutter es mit reizenden Arzneistoffen in der Absicht unterhielt, mit denselben die Eingeweidewürmer zu tödten, welche sie als den Grund der krankhaften Zufälle voraussetzte.

In andern Fällen wird dem Arzte ein junges Kind von bleicher Gesichtsfarbe mit mattem Blicke vorgestellt; seine Wangen sind eingefallen, seine Glieder mager. Ein Kranz von geschwollenen Drüsen umgibt und verunstaltet seinen Hals. Woher kommen diese Verwüstungen im kindlichen Organismus, welcher von Kraft und Gesundheit strotzen sollte? Untersuchet den Kopf und ihr werdet ihn in einen wahren Heerd der Gährung und Fäulniß verwandelt finden, wo die meisten Haare durch ausgeschwitzte stinkende Masse zusammengeklebt sind, welche das Kind durch ihre Menge erschöpft; gleichzeitig lassen ihm die Schmarotzerthierchen, die sich in der Masse vervielfältigen, Tag und Nacht keine Ruhe. Der kränkliche Zustand des Kindes entspringt einzig und allein aus diesem Kopfausschlage, welchen die Eltern

**

unterhalten und oft mit großer Sorgfalt in dem
Wahne hervorgerufen haben, daß er das beste Mit=
tel ist, die Säfte des Kindes zu reinigen.

Ja, man kann es ohne Uebertreibung sagen,
daß unter 20 Fällen achtzehnmal die Eltern die
Quelle des Uebels, welches an ihrem Kinde zehrt,
verkennen. Irrthümer und Vorurtheile bestürmen sie
in Unzahl von allen Seiten, und während sie ihren
verrätherischen Einbildungen folgen, während sie ge=
gen eitle Hirngespinnste, welche die Unwissenheit ge=
schaffen hat, kämpfen, vollbringt der wahre Feind
sein Werk der Zerstörung. Bald vermehren sich die
Zufälle, die Krankheit steigt und die Gefahr wird
drohend; dann wird erst ein Arzt um Rath gefragt
und in vielen Fällen zu spät.

Man muß staunen, wenn man sieht, wie sich
die naturwidrigsten Vorurtheile in der physischen Er=
ziehung der Kinder fortwährend vererben, ungeach=
tet der steten Entwicklung menschlicher Kenntnisse
und der riesenhaften Fortschritte der Medizin in der
neuen Zeit.

Man könnte fast annehmen, daß die Aerzte
selbst ihr Scherflein dazu beitragen, indem die Be=

rufenen unter ihnen es unterlassen, die naturgemäßen Grundsätze der Gesundheitslehre den Laien klar und verständlich zu machen, die falschen zu bekämpfen und sich so eine Grundlage des nöthigen ärztlichen Handelns zu schaffen.

Die Gesundheitslehre d. h. die Lehre einen gesunden und kräftigen Körper zu erlangen und zu erhalten, ist zu popularisiren, aber durchaus nicht die eigentliche Krankheitslehre.

Die Bücher, welche die Behandlung der Krankheiten popularisiren wollen, z. B. die Krankheiten der Kinder, ihre Erkenntniß, Verhütung und zweckmäßige Behandlung als Handbuch für Mütter — die Mutter als Arzt ihrer Kinder — der Mensch im gesunden und kranken Zustande u. s. w. stiften mehr Schaden als Nutzen und sind den Müttern durchaus nicht zum Lesen zu empfehlen.

Man sollte glauben, daß die Unkenntniß der wahren Naturgesetze nur unter dem sogenannten Volke (Pöbel) angetroffen wird, und daß eine viel hellere Aufklärung in dieser Hinsicht den höhern Klassen der Gesellschaft eigen ist. Es gibt vielleicht keine Wissenschaft, welche allen Menschen ohne

Unterschied fremder wäre, als die Kenntniß der innern
Organisation des menschlichen Körpers und der Be=
dingungen, von denen der regelmäßige Gang der
Lebensfunktionen abhängt. Man findet die ausge=
zeichnetsten Männer in den verschiedenen Lebenssphä=
ren, wo der menschliche Geist waltet, man sieht sie
aber am Krankenbette ihrer Kinder allen Verirrungen,
allen falschen Vernunftschlüssen, welche gemeinhin
die Menschen irre führen, preisgegeben. Man be=
gegnet Frauen von glänzender Erziehung, von gro=
ßer geistiger Bildung, welche nicht besser die Ge=
sundheit ihrer Kinder zu überwachen wissen, als das
ärmste und unwissenste Landweib. Menschen, denen
zahlreiche Glücksgüter auch eine größere Aufklärung
ihres Geistes vergönnt haben, bleiben den groben
Irrthümern und Vorurtheilen unzugänglich, aber es
gibt der Irrthümer noch viele andere, welche man
zum täglichen Gebrauche geschaffen hat und die nicht
weniger schädlich sind.

Viele von denen, welche über die Einfalt jener
Leute lachen, welche eine Flasche mit Urin ihres Kran=
ken zum gewöhnlichen Arzte oder zu irgend einem
Wundermanne tragen, um auf diese Weise einen

Rath zu erlangen, schicken selbst oft ein Büschel ihrer Haare zu irgend einer Somnambule, deren Ausspruch sie mit Aengstlichkeit erwarten. Und doch kann die chemische Untersuchung des Urins (nicht eines sogenannten Uringuckers) oft einen werthvollen Aufschluß über die Natur der Krankheit geben, während es mit dem Haarbüschel gewiß nicht der Fall ist.

Man sieht oft mit Schmerz schwere Krankheiten in voller Freiheit sich ausbilden und der trostlosen Familie ihre zärtlich geliebten Glieder rauben, während eine kostbare unwiederbringliche Zeit mit dem Zuwarten auf das Orakel irgend einer Sibylle verloren geht, und noch mehr, wenn die Angehörigen so thöricht waren, den unverständigen Vorschriften derselben zu folgen.

Wenn ein ärztlicher Nomade in welche Stadt immer seine Netze auszuwerfen kommt, sieht man ihn nicht gleich von einer Menge blinder und unvernünftiger Bewunderer umgeben, die weit entfernt sind, dem niedersten Range der Gesellschaft anzugehören?

In der That, die junge Nachkommenschaft der Menschen bildet die theuerste Hoffnung und

den kostbarsten Schatz der Staaten und der Familien.

Wenn die Kinder für den Reichen die Quelle
der Freude bilden, so machen sie den einzigen Reichthum des Armen aus; die Arbeit ihrer Arme soll
eines Tages ihn ernähren helfen, wenn ihn das
Alter schon zur Unthätigkeit verurtheilt hat; jedes
Kind, welches ihm der Tod raubt, vermindert sein
künftiges Kapital.

Die Fehler, welche man bei der Kinderpflege
begeht und welche zur größeren Sterblichkeit der
Kinder beitragen, haben auch die traurigen Folgen,
daß ein großer Theil der Kinder zu schwächlichen
und krüppelhaften Menschen erzogen wird.

Diese Blätter sind eigens für Mütter geschrieben worden, deren aufmerksamer und unaufhörlicher
Sorge die Kinder gleich jungen Pflänzchen anvertraut sind, welche nur nach Entwicklung und Wachsthum streben und welche leicht, vom Hauche der
Krankheit berührt, verwelken. Ist es nicht genug,
daß ihre zarte Organisation von den äußern Agenzien, als eben so vielen Todesursachen bedroht wird?
Müssen noch Irrthümer aller Art ihren traurigen

Theil dazu beitragen? Soll man nicht bei dem Gedanken schaudern, daß die Zärtlichkeit einer Mutter,
durch Vorurtheile irre geleitet, jenem Wesen, welches der Gegenstand davon ist, verderblich sein kann,
und daß das Mittel, welches sie ihrem geliebten
Kinde reicht, in der Absicht seine Tage zu fristen,
in ihren Händen zur vergifteten Waffe wird, die
sie zur Mörderin ihres eigenen Kindes macht!

Diese bedauernswerthen Thatsachen kommen
nur zu oft zur Beobachtung des Arztes. Im Gegentheile gibt es nur eine kleine Zahl von Familienmüttern, welche vom natürlichen guten Sinn
geleitet, dem Rathe ihres Arztes folgsam ihre Kinder nach den aus gesunder Beobachtung der Naturgesetze geschöpften Grundsätzen pflegen.

Wir haben die Genugthuung gehabt, einer kleinen Zahl solcher Mütter zu begegnen; auch haben
wir mit Befriedigung gesehen, daß schwere Krankheiten selten ihre Familien heimsuchen, und daß sie
beinahe alle ihre Kinder gesund am Leben erhalten.

1. Ernährung.

Die Aufgabe des Kindes besteht nach der natürlichen Ordnung nur im Wachsthum. Daß der Säugling zum Knaben, der Knabe zum Jüngling heranwächst, ist einzig und allein dadurch bedingt, daß die Einnahmen die Ausgaben übersteigen, daß der Körper mehr ansetzt als er ausgibt.

Hiedurch erklärt es sich, warum die Kinder verhältnißmäßig mehr und namentlich öfter essen als Erwachsene. Daher ist unter allen Lebensvorgängen, die beim Kinde stattfinden, der Verdauungsaft, welcher bestimmt ist, ihm das Materiale zu seiner Entwickelung zu liefern, offenbar von der größten Wichtigkeit. Die mit dieser Funktion hauptsächlich beauftragten Organe, der Magen und die Gedärme sind mit einer großen Lebenskraft begabt. Sie sind besonders im ersten Lebensalter einer fast beständigen Thätigkeit unterzogen.

Aber man erschöpft sie, quält sie auf jede Weise durch Abweichungen von der bestimmten Lebensordnung. Man kann im Voraus schon durch die Ver-

nunft schließen, daß der Verdauungsapparat häufi=
ger krank werden muß als ein anderer, und die
Erfahrung bestätigt alle Tage diese Wahrheit. Viele
Eltern bilden sich ein, daß man den Kindern nach
Belieben zu essen geben kann, jedesmal, wenn sie
es verlangen, daß je mehr Speise sie verschlingen,
sie sich desto mehr entwickeln und stärken. Man hört
auch oft aus ihrem Munde den schönen Grundsatz:
daß ein Kind viel essen muß und daß man es ge=
wöhnen soll von Allem zu essen, um ihm einen gu=
ten Magen zu verschaffen.

Diese Lehren fordern täglich tausend Opfer,
besonders unter den ganz jungen Kindern zur Zeit
des Entwöhnens. Die Sterblichkeit, welche unter
den Kindern herrscht, ist besonders während der zwei
ersten Jahre sehr beträchtlich. Wir sind überzeugt,
daß drei Viertel der Todesfälle, welche in diesem
Alter sich ereignen, von Krankheiten des Darm=
kanals herrühren, die durch eine unzweckmäßige Er=
nährung herbeigeführt wurden. Die Befolgung einer
naturgemäßen Ernährungsweise hat daher einen
außerordentlichen Einfluß auf die Gesundheit der
Kinder. Die Nahrung wirkt auf sie so ein, wie

die Zusammensetzung der Gartenerde auf die Pflanzen.

Die Ernährung kann auf zweierlei Art fehlerhaft sein: durch die zu große Menge der genossenen Nahrungsmittel, oder durch die schlechte Beschaffenheit derselben.

a) Fehlerhafte Ernährung durch die Menge.

Wenn auch die Nahrungsmittel von einer untadelhaften Beschaffenheit sind, so wird das Kind, wenn es eine zu große Menge davon verzehrt, früher oder später sich dadurch unangenehme Folgen zuziehen. Dieß ist eine traurige unter den Menschen sehr verbreitete Gewohnheit. Man glaubt, daß je mehr ein Kind ißt, es destomehr an Stärke zunimmt. Aber es folgt daraus dasselbe, was man bei den Pflanzen beobachtet, deren Standort der Gärtner zu viel dünget; entweder verbrennt sie dieses Uebermaß an Dünger, oder es entwickelt sich in ihnen ein Ueberfluß von Säften, welcher sich nach außen unter der Form verschiedener Krankheiten kundgibt. In der That, das Wachsthum der Pflanze erfordert, wie das des menschlichen Wesens einen gewissen Zeitraum, welcher ihm durch die Gesetze der Natur bestimmt ist; es ist ein seltsamer Irrthum, sich einzubilden, daß man ihre Entwickelung ungestraft beschleunigen könne, wenn man die Menge des Nährmaterials vermehrt, welches ihre Grundlage bildet.

Die schlimmen Folgen einer anhaltend zu reichlichen Ernährung äußern sich beim Kinde bald in den Verdauungswerkzeugen selbst, bald im gesammten Organismus.

Betrachten wir zuerst ihren schädlichen Einfluß auf den Magen und die Gedärme. Die Eltern sehen ein Kind, welches durch mehrere Tage ohne Schaden eine enorme Menge Nahrung verzehrt, und sie schließen daraus, daß es eine gleiche Lebensweise wird immer ohne Schaden fortsetzen können. Ein sehr schwerer Irrthum, welcher eine Unzahl von Entzündungen der Gedärme und des Magens veranlaßt.

In der That, die Ermüdung der Organe erhitzt sie in der Länge der Zeit. Das Uebermaaß von Verdauungsthätigkeit, durch zu massenhafte und zu oft wiederholte Mahlzeiten hervorgerufen, verursacht im Darmkanale eine fortwährende Ueberreizung, welche unmerklich zunimmt. Endlich kommt der Tag, wo diese Ueberreizung sich in eine wirkliche Ent= zündung umwandelt, welche sich über einen mehr oder weniger beträchtlichen Theil des Ernährungs= kanals ausbreitet.

Ein Kind kann viel zu viel für seine Gesund= heit verzehren, ohne eine Verdauungsstörung zu er= leiden; Folgendes bezengt, woher der Irrthum der Leute herrührt. Sie bilden sich ein, daß das Kind, da es den Ueberschuß der Nahrung, die es hat zu sich nehmen können, nicht verschmäht, weil es ihm nach ihrem Ausdruck gut bekommt, davon nicht zu viel genossen hat und daß ihm diese Lebensweise zusagt. Man fährt nun fort es mit Nahrungsmit= teln zu überladen, und die Gefräßigkeit des Kindes, welches das Maaß seiner Verdauungskräfte nicht kennen kann, fügt sich nur zu leicht hinein. Die Zeit, durch welche der Verdauungsapparat der Kin= der dieses Uebermaaß von Anstrengung ertragen kann, ist nach den Subjekten sehr verschieden. Sie kann mehrere Wochen, sogar mehrere Monate betra= gen; es wird manchmal nöthig, daß ein anderer

Einfluß sich zu der Anstrengung der Organe gesellt, um die Entzündung anzufachen, wie z. B. die Sommerhitze. Aber eine Hauptsache darf man dabei nicht vergessen. Die schwächlichen Kinder nämlich, welche dünne zarte Häute besitzen, werden viel früher als kräftige Subjekte, deren Faser dicht und stark ist, zu dem Grade von Reizung gelangen, welcher sich so leicht in Entzündung umwandelt. Und doch sind es diese schwächlichen Wesen, deren Lebensordnung die größte Vorsicht heischt, welche man unter dem Vorwande, sie zu stärken, am häufigsten der Ueberanstrengung ihrer Verdanungskräfte unterzieht, indem man ihnen eine zu reichliche und zu substanziöse Nahrung gibt. Aber das Uebermaaß von Nahrung ruft nicht allein im Darmkanale krankhafte Zufälle hervor, sondern es legt auch den Grund zu großen Uebeln anderer Art. Wenn eine zu beträchtliche Menge von Nahrungsmitteln in den Magen eingeführt wird, so geschieht es häufig, daß dieser trotz der übermäßigen Thätigkeit, die er anwendet, nicht im Stande ist, dieselben gänzlich zu verdauen.

Was wird nun aus dem Theile der Nahrungsmittel, welcher der Verarbeitung im Magen, dieser besondern Umwandlung entgeht, welcher der Magen die nährenden Stoffe unterwirft, und die wie man sagt in einem Akte der organischen Chemie besteht? Dieser Theil der nicht verdauten Nahrung geht eine Zersetzung ein, welche er in einem geschlossenen Gefäße erleiden würde, wo er unter denselben Bedingungen von Wärme und Feuchtigkeit wie im Magen und in den Gedärmen stünde. Er wird in einen wahrhaften Zustand von Gährung versetzt. Diese ist weingeistig, sauer oder schleimig, je nach der Natur der Substanzen. Die Produkte dieser Gährung sind eines Theils Gase oder Winde, welche den Magen und die Gedärme ausdehnen und die wirkliche Verdauungsthätigkeit im höchsten Grade stören; andern Theils reizende, sauere, ätzende Flüssigkeiten, welche die Häute, mit welchen das Innere des Ernährungskanals ausgekleidet ist, entzünden und anätzen.

Man beobachtet in dergleichen Fällen, daß die Ausleerungen des Kindes einen unerträglichen Gestank von Fäulniß und Zersetzung verbreiten. Wenn es sich um einen Säugling oder ein mit Kuhmilch genährtes Kind handelt, welches mehr Milch trinkt, als es davon verdauen kann, so findet man seine Ausleerungen mit Stücken geronnener Milch gemischt, welche nicht verdaut wurden und den scharf sauren Geruch in einem sehr hohen Grade verbreiten, welcher aus der Zersetzung der Milchbestandtheile entspringt. Im regelmäßigen Gesundheitszustande sind die Stuhlgänge der Säuglinge gelb, ziemlich gebunden, von mittlerer Consistenz und finden je nach dem Alter zwei bis viermal in 24 Stunden statt.

Hier ist eben der Ort einer traurigen Gewohnheit zu erwähnen, welche die meisten Ammen haben. Wenn ein Kind leidet und deshalb weint und unruhig ist, so kennen sie kein anderes Mittel, dasselbe zu trösten, als ihm die Brust zu reichen. Oft schreit der Säugling deshalb, weil er schon den Magen überfüllt, die Gedärme von Gasen ausgedehnt und von der Milch gereizt hat, wovon er zu viel genossen und welche in seinem Nährkanal scharf und sauer geworden ist; das ist gleichgiltig, man gibt ihm noch die Brust, um es zu stillen, immer nur die Brust; dieses Mittel ist immer in Bereitschaft und so bequem. Das Kind hat den Magen und die Gedärme in Folge des Uebermaaßes der

Nahrung und der durch zu häufige Verdauungsakte verursachten Erschöpfung schon entzündet, es fiebert, sein Mund ist heiß, es ist sehr verändert. Anstatt demselben ein mildes Getränk zu geben, reicht ihm die Amme fortwährend die Brust; das Kind nimmt dieselbe begierig, weil es einen verzehrenden Durst empfindet; die Milch verschafft ihm ein angenehmes Gefühl, indem sie den Mund und den Schlund an= feuchtet, das Feuer mäßigt, von welchem es geplagt wird. Aber wie verlangt ihr, daß diese Milch, wel= che es wie ein erfrischendes Getränk nimmt, vom Magen verdaut werde, welcher nicht mehr im Stande ist dieß zu thun?

Es verhält sich ebenso, als wenn man nahr= hafte Suppen anstatt eines Gerstentrankes einem Erwachsenen geben würde, welcher mit Koliken, mit einer Darmentzündung behaftet ist und von Fieber= gluth verzehrt wird. Diese Fleischbrühe würde, anstatt verdaut zu werden, in seinem Magen verderben und seine Leiden erhöhen.

Wir gelangen jetzt zu dem dritten Ungemach, welches aus einer fehlerhaften Ernährung entsteht. Es kann geschehen, daß der Magen und die Gedärme

durch eine unbestimmte, Zeit der Erschöpfung und Rei=
zung widerstehen, welche die durch zu reichliche Nahrung
hervorgerufene Anstrengung der Verdauungsthätig=
keit veranlaßt. Aber eine durch die Menge fehlerhafte
Ernährung gibt auch zu andern Zufällen die Veran=
lassung, welche den gesammten Organismus berühren.
Sie führt in den Kreislauf mehr Material, als zur
Erhaltung und zum Wachsthum des Körpers nöthig
ist. Da die Aufnahme die Ausgaben zu sehr über=
steigt, so sind das Blut und die andern Säfte in
Ueberfluß vorhanden. Das Kind verfällt dann in
den besondern Zustand, welchen die Aerzte Plethora
nennen; dieses Wort soll das Uebermaaß der Säfte
bezeichnen. Es verhält sich so wie mit einer Pflanze,
welche mit Säften überladen ist und den Ueberfluß
derselben an irgend einem Theile stets anhäufen muß,
wodurch die zahlreichen Krankheiten entstehen, mit
denen die Pflanze eben so gut wie das mit Bewe=
gung und Empfindung begabte Wesen behaftet ist.

Das an Nahrungssäften reiche Kind ist gewöhn=
lich sehr fett, es strotzt davon, wie man sich allge=
mein ausdrückt. Sein Fleisch ist nicht nur fest, son=
dern beinahe hart; sein Gesicht ist stark gefärbt und

belebt sich bei der geringsten Ursache. Es gerathet sehr leicht in Schweiß; die Handflächen sind gewöhnlich warm und feucht von Schweiß. Es wird im Anfange der Nacht während seines ersten Schlafes, der oft unruhig ist, heiß, diese Wärme und Aufregung enden nach einer oder zwei Stunden, manchmal später mit einem mehr oder weniger reichlichen Schweiße.

Sein Harn ist von größerer Dichtigkeit und trübt sich leicht. Es fahren bei ihm häufig Knötchen, Bläschen oder rothe Flecken auf verschiedenen Stellen der Haut auf, besonders aber am Kopfe und im Gesichte. Wenn es ein sehr junges Kind ist, so wird es der Anhäufung von Schleim in der Kehle und in der Lunge ausgesetzt sein, wodurch die Athmung behindert und geräuschvoll wird. Das ist was die Mütter die fette Brust nennen. Rührt das Uebermaaß der Säfte von unvollkommen verdauten, unvollkommen verähnlichten Stoffen her, so bilden sich Ablagerungen derselben in den Lymphdrüsen, im Zellengewebe und andern Organgeweben, welche mit dem Kollectivnamen „Scrofeln" belegt werden.

b) Fehlerhafte Ernährung durch ihre Beschaffenheit.

Wir gelangen zu einem Gegenstande, welcher unerschöpflich wäre, wenn wir alle die Fehler durchgehen wollten, welche man bei der Wahl der Nahrung begeht, welche für jedes Kindesalter eigens bestimmt ist; die irrigsten Begriffe von diesem Gegenstande herrschen unter den Familienmüttern, durch ungereimte Lehrweisen irregeleitet, ohne Führer, ausgenommen den blinden Schlendrian, geben sie ihren Kindern oft die hitzigsten und die unverdaulichsten Speisen, als wenn sie die besten wären. Welcher harten Arbeit werden nicht der so zarte Magen und die so reizbaren Gedärme alle Tage unterworfen? Wenn Nahrungsmittel von guter Beschaffenheit, wie wir es auseinandergesetzt haben, in zu großer Menge genossen, so leicht krankhafte Zufälle im Ernährungskanale hervorrufen, um wie viel schneller noch wird man bedeutende Entzündungen in denselben Organen ausbrechen sehen, wenn die genossenen Nahrungsmittel schlecht beschaffen sind!

Und wenn die zwei Unzukömmlichkeiten sich vereinigt finden, wie man es alle Tage beobachtet, wenn das Kind gleichzeitig mit Speisen gefüttert wird, welche seiner Natur widersprechen, so begreift man alle die ungünstigen Folgen, welche daraus entstehen müssen. Dann sieht man sehr schnell die Unfälle folgen, welche wir oben aufgezählt haben, als: die Erschöpfung der Organe, die Entzündung der Häute, den Zustand der Vollsäftigkeit und die fehlerhafte Blutbeschaffenheit mit ihren krankhaften Folgen, welche als Constitutionsleiden bezeichnet werden.

2. Säugung.

Kaum hat das Kind den Schoß seiner Mutter verlassen, so bemächtigt sich der die Erziehung leitende Irrthum sogleich desselben und unterwirft es seiner Herrschaft. Man legt ihm alsbald zwei Arten von Qualen auf, welche gänzlich unnütz sind. Unter dem Vorwande, daß das Kind sich jener grünen Materie, welche zur Zeit der Geburt den Darmkanal ausfüllt und welche man das Kindspech nennt, nicht allein entledigen kann, beeilen sich die Eltern und Hebammen demselben verschiedene Abführsäfte, als:

Rhabarber, Cichorien- und Mannasyrup einzugeben und Klystiere beizubringen. In beiden Fällen erleidet das Kind eine unangenehme Empfindung; oft verursacht ihm das Abführmittel Erbrechen und Koliken, die man wieder mit Fenchel, Anis, Kamillenaufguß, welcher nach alter Erbweisheit das Eingangsgericht zu allen Erdenmahlzeiten bilden muß, zu bekämpfen nicht unterläßt; die Anwendung von Klystieren, besonders wenn sie von ungeschickten Händen geschieht, entreißt ihm scharfe Schreie. Und dennoch sind die Leiden, welche man das unglückliche Kind erdulden läßt, ganz überflüssig. Gott hat den Kindern, indem er sie erschuf, keine Klystierspritze und keinen Rhabarbersaft beigegeben. Er hat sie mit der Fähigkeit begabt sich ihres Kindspeches ganz allein zu entledigen. Hat er nicht überdieß der Muttermilch in den ersten Tagen abführende Eigenschaften beigegeben? Aber das Kind kann auch dieser entbehren; oft führt es das Kindspech ab, bevor es die Brust genommen hat und es vollführt sehr gut dieses Geschäft ohne einer Beihilfe in dem Falle, wo man ihm eine Amme gibt, deren Milch schon älter ist und der abführenden Eigenschaft entbehrt, welche die erste

Milch besitzt. Nur in dem Falle können die Kinder
das Kindspech nicht entleeren, wenn sie mit ver=
schlossenem After zur Welt kommen, welches eine
chirurgische Operation erfordert.

Die Kinder finden ihre Ankunft in der Welt
noch durch eine andere Gattung von Marter sehr
häufig bezeichnet, welche wir ihnen oft erspart haben,
wenn man uns bei Zeiten zu Rathe gezogen hat.
Es kommt nicht selten vor, daß der Neugeborne in
den ersten Tagen seiner Existenz die Brust mit Nach=
lässigkeit, ohne Lust nimmt, welche er alsogleich
ausläßt, sobald er sie gefaßt hat. In diesem Falle ist
sein Appetit noch nicht hinreichend geweckt, oder es
kann, wenn es wirklich Hunger hat, leicht gesche=
hen, daß die Milch nicht geschwind genug zufließt
oder daß das Kind irgend einer Schwierigkeit im
Saugen begegnet, dann läßt es unter Geschrei die Brust
aus. In beiden Fällen rufen die Hebammen und die
Eltern aus, daß es nicht saugen kann, weil die Zunge
angewachsen ist, und alsogleich bewaffnet sich die
Madame mit einer Scheere, um das Zungenbänd=
chen zu zerschneiden. Diese Operation ist in den
meisten Fällen überflüssig und wenn man an die Noth=

wendigkeit derselben glaubt, so soll jedesmal ein Arzt zu Rathe gezogen werden.

Aber, wird man sagen, sie behaupten also, daß die Nothwendigkeit dem Neugebornen ein Ab= führmittel zu geben, oder ihm das Zungenbändchen zu zerschneiden, niemals eintreten kann? Nein, wir hegen keine so absolute Meinung. Wir sagen nur, daß dasjenige, was in der täglichen Praxis unter den Müttern und Hebammen gewißermaffen zur Regel geworden ist, nur eine sehr seltene Ausnahme bilden sollte, für deren Ausführung die Aerzte allein com= petente Richter abgeben.

Beschäftigen wir uns jetzt mit der Säugung. Die Milch ist ein Nahrungsmittel, welches so zu= sammengesetzt ist, daß es allein das Leben zu erhal= ten vermag, sie ist das Universal=Nahrungsmittel, welches das Baumaterial für alle Körpertheile lie= fert. Welche Milch bekommt dem Kinde am besten? Gewiß die Muttermilch. Wenn aber die Mutter krank oder von einer schwächlichen Gesundheit ist, so muß man zu einer fremden Milch seine Zuflucht nehmen. Die beste ist die einer Amme, welche mit guter Körperkonstitution begabt ist.

*

Kann man im Voraus bestimmen, ob eine Frau im Stande sein wird zu stillen? — Der erste Punkt, welcher vor der Geburt des Kindes zur Entscheidung vorliegt, ist zu wissen, wer seine Amme sein wird und ob die Mutter sich dem Säugen wird unterziehen können. Zuerst wird vorausgesetzt, daß weder in dem Gesundheitszustande, noch in der Konstitution, noch in der Bildung der Brustdrüsen und Brustwarzen, noch in dem Willen der Frau ein Hinderniß bestehe, welches verbietet, das Kind durch seine Mutter zu nähren.

Erst dürfte besonders für erstgebärende Frauen und für solche, die noch nicht gestillt haben, von Wichtigkeit sein, sich die Bedingungen, die sich in Bezug auf das Stillungsgeschäft darbieten, klar machen zu können. Nun ist es aber unmöglich, in irgend einem der äußern Merkmale, welche man so häufig hervorgehoben hat, wie z. B. das äußere Ansehen des Körpers, Form und Entwicklung des Busens, Farbe der Haare und Haut u. s. w. genügende Anzeigen dafür zu finden.

Donné hält die Absonderung der Brustdrüse während der Schwangerschaft nicht mit Unrecht für nützliche Fingerzeige, um im Voraus die Eigenschaften zu beurtheilen, welche die Milch nach der Niederkunft haben wird.

Man weiß, daß in einer mehr oder weniger vorgerückten Periode der Schwangerschaft, oft sogar schon mit dem Eintritte der Empfängniß in der Brustdrüse eine vorbereitende Thätigkeit eintritt, durch welche eine gewisse Menge einer klebrigen gelblichen Materie erzeugt wird, die man durch einen gelinden Druck aus der Brustwarze entleeren kann; dieser noch unvollkommenen Milch haben die Aerzte den Namen Colostrum beigelegt; manchmal ist diese Flüssigkeit in so reichlicher Menge vorhanden, daß sie ohne äußeres Zuthun von selbst aus der Brustwarze tränfelt. Die Absonderung des Colostrum ist bei manchen Frauen so wenig ergiebig, daß man kaum einen oder auch nur einen halben Tropfen durch den sorgfältigsten, auf die Brustdrüse und Warze ausgeübten Druck erhalten kann; in diesem Fall ist fast mit Gewißheit anzunehmen, daß die Milch nach der Niederkunft in geringer Menge, unkräftig und für die Ernährung des Kindes wenig tauglich sein wird.

Andere sondern zwar ein reichliches, aber flüs-

**

siges, wässeriges Colostrum ab, das leicht austräu=
felt, einer schwachen Gummilösung ähnelt und nicht
jene Streifen einer gelben, dichten und klebrigen
Materie zeigt; Frauen mit solchem Colostrum können
Milch in größerer oder geringerer Menge, bald
reichlich, bald spärlich haben; aber ihre Milch ist
immer an nahrhaften Theilen arm, wässerig und
sehr wenig kräftig. Endlich ist zum Beispiel die Ab=
sonderung des Colostrum bei einer acht Monate
schwangeren Frau in hinlänglich reicher Menge vor=
handen, so daß man mit Leichtigkeit mehrere Tropfen
in einem Uhrglase auffangen kann, und enthält nun
die Flüssigkeit eine gelbe, mehr oder weniger dunkle
und dichte Materie, die durch ihre Consistenz und
Farbe von der übrigen Flüssigkeit, in welcher sie
deutliche Streifen bildet, absticht, so hat man fast
die Gewißheit, daß die Frau unter diesen Verhält=
nissen Milch in hinreichender Menge haben, daß die
Milch reich an nahrhaften Bestandtheilen sein, kurz
daß sie alle wesentlichen Eigenschaften besitzen wird.

Die Frage in Betreff des Stillens kann aber
durchaus nicht allein nach den Eigenschaften der
Milch entschieden werden, und man kann nicht vor=

sichtig genug sein, sich über den allgemeinen Gesund=
heitszustand zu unterrichten.

Es ist weniger ein kräftiges Aeußere und eine
feste und unwandelbare Gesundheit, was man von
der Mutter zu fordern hat, als vielmehr eine gute
Constitution d. h. eine Constitution untadelhaft in
Bezug auf erbliche Krankheiten, die unter dem Ein=
flusse des Stillens sich schleunig ausbilden und der
Mutter selbst auch schaden können.

Wenn man die Fähigkeit zu stillen nur den
Müttern zugestehen wollte, welche mit einer eben
solchen Kraft und festen Gesundheit begabt sind,
wie man sie bei fremden Ammen sucht, so müßte
man fast immer darauf verzichten, die reicheren und
gebildeteren Frauen ihre Kinder selbst stillen zu sehen;
denn sehr selten findet man diese Bedingungen bei
den Frauen, welche die großen Städte bewohnen.

Wenn also die Mutter mit keiner chronischen
Krankheit, mit keiner gefährlichen Krankheitsanlage
behaftet ist, wenn sie von mäßiger Stärke und ge=
wöhnlicher Körperfülle, wenn der Appetit gut ist
und die Verdauung gehörig von Statten geht, wenn
die Kräfte vollkommen durch Nahrung und Schlaf

sich wieder ersetzen, wenn die Milch von guter Be=
schaffenheit und in reichlicher Menge vorhanden ist,
so kann der Mutter das Stillen nicht nur erlaubt,
sondern es muß dazu gerathen und aufgemuntert
werden, und die beste Amme wird in diesem Falle
die Mutter selbst sein, welche, nachdem sie von dem
ersten Schlafe nach der Entbindung erquickt worden
ist, das Neugeborne an die Brust legen kann.

Wenn die eigene Mutter entweder wegen Krank=
heit oder aus andern Beweggründen dem Säugege=
schäft entsagt, so soll das Kind, wenn es die Um=
stände erlauben, einer Amme anvertraut werden.

Die Wahl einer guten Amme hat große
Schwierigkeiten und soll die gewählte Amme in Hin=
sicht ihres Gesundheitszustandes stets vom Arzte
untersucht werden.

Wir werden hier nicht die Eigenschaften, welche
man von einer guten Amme fordert und die Zeichen
aufzählen, woran man dieselbe erkennen kann. Alle
Welt ist darin einig, daß man eine kräftige Frau von
gesunder Constitution mit hinreichendem Reichthume
guter Milch u. s. w. suchen muß. Wir wollen uns
hier in die weitere Erläuterung davon nicht einlassen.

Dieses Buch ist nicht dazu bestimmt, um alle auf die Kinderheilkunde bezügliche Wahrheiten auseinander zu setzen, welche vorzugsweise die Aerzte angehen. Wenn die Wahl der Amme geschehen ist, so beginnt die Säugung. In den ersten zwei bis vier Wochen kann die Brust dem Säugling, ohne vorher bestimmte periodische Abmessung, so oft und so lange gereicht werden, als er selbst das Bedürfniß darnach kund gibt, und sie hernach spielend oder einschlummernd verläßt. Erst wenn er einige Wochen alt geworden ist, gewöhne man ihn dieses Bedürfniß jede zweite oder dritte Stunde zu befriedigen; während der Nacht soll der Säugling nicht wieder vor Ablauf von vier Stunden an die Brust gelegt werden.

Betrachten wir nun die Irrthümer, welche den Verlauf der Säugung stören.

Einer der größten Fehler ist es, wenn man das Kind immer an der Brust hängen hat. Wenn man das Kind mit Milch überfüllt, so zwingt man den Magen und die Gedärme zur beständigen Verdauung; und doch bedürfen diese Organe einer gewissen Ruhe. Wiederholte Verdauungsakte, welche ohne Unterbre=

chung auf einander folgen, stören sich wechselseitig, indem die einen in die andern eingreifen. Ein Theil der genossenen Milch wird nicht gehörig verdaut; alsdann wird er sauer, zersetzt sich und gibt eine Ursache der Darmentzündung ab. Das Kind hat nicht immer Hunger, wenn es schreit, oft hat es Durst. Anstatt ihm ein mildes Getränk zu geben, wie Zucker= oder Reiswasser, wird ihm die Brust gereicht, das heißt seine gewöhnliche Nahrung.

Man gibt dem Kinde zu essen, wenn es zu trinken verlangt. Die Folgen dieser Gewohnheit sind aber noch gefährlicher, wenn das Kind krank ist und wenn es Fieber hat. Man sieht es dann mit Gierde die Ammenmilch trinken aus Mangel eines zuträglicheren Getränkes, weil es vom Durste geplagt wird. Aber was wird aus dieser Milch in einem kranken Körper, in einem zur Verdauung unfähigen Magen in Rücksicht des Krankheitszustandes des Kindes.

Ihre Gegenwart verursacht hier eine große Beschwerde, so daß das Fieber, so wie die Unruhe sich alsogleich verdoppeln. Der Durst steigt in demselben Maße; um ihn zu mäßigen, sucht das Kind bestän=

dig die Brust und die Amme, von seiner Gier ver=
leitet, glaubt Wunder zu thun, wenn sie ihm die=
selbe dreimal so oft gibt, als zu gewöhnlichen Zeiten.
Das Uebel wird immer größer, es kommt ein Zeit=
punkt, wo das Kind nicht mehr die Kraft besitzt,
seine Lippen an die Brust zu setzen; dann wird seine
Lage sehr beunruhigend. Man glaubt allgemein,
daß ein Kind nicht ernstlich krank ist, wenn es fort=
fährt, die Brust zu nehmen; das ist ein großer und
allzu sehr verbreiteter Irrthum. Man urtheilt eben
so unrecht, wie wenn man die Erwachsenen nicht
für gefährlich krank hält, so lange sie mit Appetit
essen. Vergesset niemals, daß ein Kind mit einer
heftigen Entzündung behaftet, von brennendem Durst
verzehrt, welchen das lebhafte Fieber hervorruft,
sich viel gieriger als gewöhnlich nach der Brust
sehnen wird, weil es die Milch für ein milderndes
Getränk nimmt. Bedenket aber gleichzeitig, daß die
Milch in einer solchen Lage bei ihm dieselbe gefähr=
liche Wirkung hervorrufen wird, welche bei einem
mit einer Entzündung behafteten Erwachsenen der
reichliche Genuß von nahrhaften Speisen verursachen
würde.

Die Gewohnheit die Brust zu jeder Zeit, ohne Regel und ohne Maß jedesmal, wenn das Kind schreit, zu reichen, ist für die Amme selbst nicht immer ohne nachtheilige Folgen.

Welche Regel ist zu befolgen, um dem Kinde nicht mehr Milch zu geben, als es nöthig hat? Es ist unmöglich, ein absolutes Gesetz aufzustellen, welches in allen Fällen anwendbar ist. Eben so wie die Lebensordnung bei Erwachsenen nach dem Alter, Temperament, der Gewohnheit, dem mehr oder weniger günstigen Gesundheitszustand unendlich verschieden ist, ist der Gang, welcher bei der Ernährungsweise eines Kindes befolgt werden soll, von einer Menge von Nebenumständen abhängig. Wir können hier nur einige wichtige Grundsätze aufstellen, welche die Mütter immer vor Augen haben müssen, damit die Kenntniß derselben ihnen zum Führer diene, und damit sie in der Nutzanwendung sich darnach so viel wie möglich zu richten suchen. Die Erfahrung, welche sie durch eine genaue Beobachtung erlangen können, wird sie bald lehren, ob die Ernährungsweise, welche sie ihr Kind befolgen lassen, demselben wirklich vortheilhaft oder schädlich

ift. Wir werden überdieß die Angabe der allge=
meinen Regeln, welche bei der Ernährung der Kinder
zu befolgen find, mit der Beschreibung der Merkmale
schließen, an welchen man erkennt, ob ein Kind zu
viel Milch genießt oder ob diese nicht zuträgliche
Eigenschaften befißt.

Es ist nöthig zwei wichtige Unterschiede zu
machen: Das Kind befindet sich entweder wohl oder
es ist krank.

Beschäftigen wir uns zuerst mit dem Kinde,
welches nicht krank ist.

Es gibt mehrere Grade von Gesundheit. Es
ist ein großer Unterschied zwischen den dicken und
hausbäckigen Kindern von drei bis vier Monaten,
mit einer von Fett glänzenden Haut, und dem ma=
geren Neugebornen, oder dem Kinde von einigen
Wochen, dessen Körper, was sich oft ereignet, erst
nach der Geburt abgemagert ist, und wodurch es
geschieht, wie man sagt, daß es eine zu weite Haut
hat; es ist gewiß, daß man diesem letzteren ohne
Schaden und sogar mit Vortheil viel öfter die Brust
wird geben können, um das Fehlende zu ersetzen,
als dem stark genährten Kinde, welches nur für

seine Erhaltung und sein Wachsthum der Nahrung
bedarf. Die Kinder, welche nach der Geburt abge=
magert sind oder welche schwächlich zur Welt kom=
men, sind in der Lage erschöpfter Rekonvaleszenten,
welche oft essen müssen, um ihre Kräfte herzustellen
und ihr Fleisch zu ersetzen. Wenn man jedoch wie
bei den Genesenden die Mahlzeiten bei mageren
Kindern vervielfältigt, so soll man sie nicht sehr
reichlich machen, um ihren Magen zu schonen, wel=
cher schwächer ist, als der eines vollkommen gesun=
den Kindes. Nichts ist irriger, als die allgemein
verbreitete Idee, daß ein Kind nicht zu viel saugen
kann.

Wir glauben, daß, wenn die Kinder sich in
der günstigsten Lage befinden, die Brust oft zu neh=
men, man doch noch die Zeiten des Saugens durch
einen Zwischenraum von zwei Stunden auseinander
rücken soll. Diese Lebensordnung kommt den Kin=
dern in den ersten Lebensmonaten zu oder wenn sie
von einer Krankheit genesen. Wenn sie das Alter
von drei bis vier Monaten erreicht haben, wenn
nichts ihre Verdauung gestört hat und sie wohlge=
nährt sind, so sollen ihre Mahlzeiten seltener werden;

man soll dieselben erst nach Verlauf von drei und
mehr Stunden aufeinander folgen lassen in dem
Maße, als sie sich der Zeit des Entwöhnens nähern.
Wenn man sie voll Lebhaftigkeit und verhältnißmäßig beleibt sieht, so darf man nicht fürchten die
Mahlzeiten so selten wie möglich zu machen; sie
werden sich dabei nur noch wohler befinden.

Eine der so berühmten zehn Regeln von Jeffer-
son lautete also: Man bereut es niemals zu wenig
gegessen zu haben. Wir glauben, daß diese Regel
eben so gut auf das Kind als auf den Erwachsenen
anwendbar ist.

Die Mütter und die Ammen sind im Allgemeinen von der Furcht eingenommen, daß ihre Kinder Hunger haben, daß sie an Mangel der Nahrung
leiden und daß sie nicht genug schnell zunehmen;
unter solchen Vorstellungen macht man die Kinder
krank, indem man sie überfüttert. Wir wünschten,
daß eine ganz entgegengesetzte Befürchtung sich ihres
Geistes bemächtigen möchte. Wie viele Darmentzündungen und Krankheiten aller Art würden die Mütter
ihren Kindern ersparen, wenn sie von dem Gedanken
verfolgt wären, daß die gefährlichste Klippe, an wel-

cher die Gesundheit dieser so theueren Wesen zer=
schellt, eine zu reichliche oder ihrer Organisation
schlecht angepaßte Nahrung ist! Ja, Familienmüt=
ter, vergesset dieses nicht, ihr dürfet nie fürchten,
daß euere Kinder nicht genug essen, gebet im Gegen=
theil Acht, daß sie nicht zu viel essen; dieß soll der
wichtigste Gegenstand euerer Vorsicht sein. Eine
festgesetzte Lebensordnung, mit Einsicht vertheilte
Mahlzeiten bilden eine der Hauptbedingungen der
Gesundheit bei den Kindern.

Man soll die Kinder gewöhnen, die Brust zu
bestimmten Stunden zu nehmen, und sie in der Zwi=
schenzeit durch einen Spaziergang, durch Bewegung
und allerlei ihnen angenehme Dinge unterhalten.
Sonst nehmen sie sehr schnell die Gewohnheit an,
die Brust jeden Augenblick aus Gefräßigkeit oder in
einer Art von Zerstreuung zu verlangen. Dieses
Wort kann seltsam scheinen; wir halten es aber für
sehr passend. Das Kind empfindet im hohen Grade
das Bedürfniß, mit der Außenwelt in Wechselwir=
kung zu treten, es weint oft, nur weil man sich mit
ihm nicht beschäftigt, weil man seiner beständigen Be=
gierde zu sehen und zu hören keine Nahrung gibt.

Wir haben Kinder gekannt, welche ganze Nächte geschrieen hätten, wenn man sie im Finstern gelassen hätte und welche sich sogleich beruhigten, als eine brennende Kerze ihre Augen traf und die umgebenden Gegenstände beleuchtete.

Die eben bezeichneten Regeln beziehen sich nur auf die Säugung bei Tage. Während der Nacht muß die Amme das Kind gewöhnen, die Brust so selten wie möglich, nur drei oder höchstens viermal in den ersten Wochen nach der Geburt zu nehmen. Man muß es aber allmälig dahin bringen, daß es nur ein oder zweimal seit dem Augenblicke saugt, wo man es Abends zum Schlafen legt bis zu jenem, wo es des Morgens erwacht oder geweckt wird. Nachdem das über sechs Monate alte Kind verhältnißmäßigen Grad von Beleibtheit erlangt hatte, so wäre es sehr vortheilhaft, dasselbe zu gewöhnen die Brust z. B. von 10 Uhr Abends bis 4 oder 5 Uhr Morgens nicht mehr zu nehmen. Das Kind schreit dann in den ersten Nächten, aber die verständige Mutter muß diesem Geschrei zu widerstehen wissen, ohne gerührt zu werden und sich begnügen, dasselbe mit Liebkosungen zu besänftigen, oder indem sie ihm ein wenig Zucker= oder Reiswasser zu trinken gibt. Das Kind wird bald aufhören zu schreien, nachdem die Erfahrung ihm wird gezeigt haben, daß sein Geschrei zu nichts führt. Die Mütter müssen den Muth besitzen, ihre Kinder schreien zu hören, wenn es nöthig ist dieselben zu zwingen, gute Gewohnheiten anzunehmen, sonst wird man, anstatt ihr Meister zu sein, ihr Sklave werden. Ihr Wider= stand ist sehr oft weder lang, noch hartnäckig, wenn man versteht dabei methodisch zu Werke zu gehen. Nichts erschöpft die Gesundheit der Frauen mehr, als die schlechten Nächte, während welcher ihr Schlaf durch die Nothwendigkeit die Brust zu geben, jeden Augenblick unterbrochen wird.

Diejenigen, welcher dieser Uebung folgen, täu= schen sich vollkommen, wenn sie dieselbe der Gesund= heit ihrer Kinder für nothwendig halten. Indem sie die Brust um 10 oder 11 Uhr Abends zum letzten Mal und um 4 Uhr des Morgens zum ersten Mal geben, so werden sie sich mehrere Stunden eines sehr gesunden Schlafes verschaffen, und der Magen ihres Kindes wird sich vollkommen dieser Zeit von Aufschub fügen. Der Schlaf ist überdieß den Kindern

eben so nothwendig als die Nahrung. Die Lang=
schläfer unter den Kindern sind diejenigen, welche
am besten gedeihen.

Neugeborne sollen in den ersten Tagen ihres
Lebens und selbst die ersten Monate hindurch, so
wenig als möglich, am allerwenigsten aber schlafend
herumgetragen werden, sondern die Zeit des Schla=
fes im Bette zubringen; während des Säugens an
der Mutterbrust aber, oder während sie ihre sonstige
Nahrung zu sich nehmen, auf dem Schooße der
Säugenden oder Kindswärterin gehalten werden.

Die Kinder dürfen nicht gewöhnt werden, auf
den Armen oder Knieen einzuschlafen. Es soll eine
unabänderliche Regel sein, daß das Kind in seinem
Bette schlafe und daß es, bis der Schlaf kömmt,
darin wachend verweilen könne.

Wenn aber einmal die üble Gewohnheit des
Einschläferns stattfindet, so kann man mit festem
Willen dieselbe leicht abbringen. Ein Kind z. B.
war bis zum fünften Monate daran gewöhnt wor=
den, in den Armen seiner Amme zu schlafen; es
verließ sie fast nicht mehr und ein Theil der Nächte
verging damit, es in den Armen zu schaukeln, um

es einzuschläfern, dann es in sein Bett zu legen, wo es bald wieder erwachte und es wieder herauszunehmen, um dasselbe Verfahren ohne Unterbrechung bis zum Tage fortzusetzen. Da das Kind nie einen ungestörten Schlaf, noch eine vollkommene Ruhe genoß, ward es ermattet und nahm nicht gehörig zu. Der Vater sah endlich die Nachtheile einer solchen Erziehung seines Kindes ein und faßte den Entschluß, diese fehlerhafte Gewohnheit abzuschaffen.

Von diesem Abend an ließ er das Kind ganz wachend in sein Bettchen legen, und nachdem er sich vergewissert, daß ihm Nichts mangelte und es keine Unbequemlichkeit zu erleiden hatte, ertrug er ohne Aengstlichkeit dessen Schreien und ohne sich von seinem Vorsatze abwendig machen zu lassen. Die Ungeduld und Verzweiflung des Kindes dauerten nicht lange, es schlief bald ein; und dasselbe während mehrerer Tage wiederholte Verfahren genügte, um Alles in Ordnung zu bringen.

Wir hören schon im Geiste die einstimmigen Einwürfe, welche diese Vorschriften beinahe bei allen Ammen hervorrufen werden. Wir möchten sie an unserer Stelle sehen, werden sie uns sagen, wie

wollen sie, daß man das Geschrei eines Kindes
anders stillt, als daß man ihm die Brust gibt?
Möchten sie es denn lieber durch ganze Stunden
schreien lassen? — Nein, aber wir wollen, daß man
sich bemüht, die Ursache zu entdecken, welche es zum
Schreien zwingt und daß man dieselbe beseitigt. Wir
behaupten, daß, wenn ein Kind schreit, nachdem es
erst vor einer halben, vor einer ganzen Stunde, oft
sogar vor längerer Zeit gesaugt hatte, es beinahe
niemals der Hunger ist, welcher ihm die Schreie
entreißt. Eine Menge anderer Umstände können seine
üble Laune hervorrufen. Wir wollen die vorzüglich=
sten davon bezeichnen.

Die ziemlich fest an dem Halse liegenden Säume
und Bänder drücken und reiben die Haut, die feinen
Spitzen der Haube und der Halskrause erregen an
den von ihnen berührten Stellen ein Kitzeln von
der Art, wie es kriechende Insekten zu verursachen
pflegen. Das Kind ist gezwungen, in Ermanglung
der Sprache den Druck seiner vielfachen Beschwerden
durch Schreien zu bezeichnen. Die Kleiderlast, beson=
ders die fest um den Bauch geschlungene Binde be=
schwert und benimmt ihm zuletzt den Athem und der

heftige, an der starken Gesichtsröthe erkennbare An=
drang des Blutes nach dem Kopfe legt in solchen
Augenblicken oft den Keim zu verschiedenen Krank=
heiten des Gehirns.

Was die Nabelbinde betrifft, so ist folgendes
Verfahren einzuhalten: Nachdem man sich in den
ersten zwei bis drei Stunden nach der Geburt über=
zeugt hat, daß der Nabelrest des in Tücher gewickel=
ten Kindes nicht mehr blutet, so wird derselbe noch=
mals gebunden, in ein mit Haarpuder bestreutes
Nabelläppchen eingeschlagen und an den Unterleib
auf solche Art befestigt, daß er weder verrückt, noch
hin und her gezogen werden kann. Dazu eignet sich
am besten eine gestrickte Binde, welche von vorne nach
dem Leibe zu so gestaltet ist, daß der Bauch des
Kindes sich in ihre Aushöhlung fügt. Sie wird an
beiden Seiten gegen die Lenden schmäler und an
ihren Enden, die über dem Rücken gekreuzt, nach
vorne geführt werden, sind Bänder befestigt, die
am untern Theil des Bauches durch eine Schleife zu
knüpfen sind.

Das Nabelläppchen und die Binde müssen so
lange täglich gewechselt werden, bis, wie es gewöhnlich

in der dritten Woche geschieht, mit dem Abfallen des Nabelrestes und dem gänzlichen Verschwinden der Eiterung und Röthe am Nabel der Zweck ihrer Anwendung wegfällt.

Ferner sind der Durst, die Kälte und das Bedürfniß nach Unterhaltung die vorzüglichsten Ursachen des Geschreis.

Ein Kind kann die Empfindung des Durstes ebenso wie eine erwachsene Person haben; die Ermüdung des Magens macht Durst; und wie kann man begehren, daß dieses Organ, welches ohne Unterlaß in Thätigkeit erhalten wird, nicht oft erschöpft werde? Wenn das Kind, kurze Zeit nachdem es die Brust genommen hat, schreit, so gebt ihm dann Zuckerwasser, Reiswasser zu trinken, anstatt dasselbe mit neuer Gabe von Nahrung zu überfüllen. Es ist überdieß eine sehr nützliche Gewohnheit ihm Wasser zu trinken zu geben, auch da es nicht schreit, wenn man Grund hat zu vermuthen, daß die Milch zu nährend ist, ein Umstand, der nicht so selten ist.

Aber das Kind will nicht trinken, weder vom Löffel noch auf eine andere Art. Es kommt daher, daß man die Geduld nicht besitzt es daran zu gewöhnen, oder daß man es nicht gut anzustellen weiß.

Man vergesse Folgendes nicht: Die Milch ist, wenn sie aus der Brust kommt, eine zuckerhältige und milde Flüssigkeit von einer angenehmen Wärme, die sich niemals ändert. Wenn man eine weniger süße, eine wärmere oder kältere Flüssigkeit, als die Muttermilch ist, zu den Lippen des Kindes bringt, so wird es dieselbe sehr wohl zurückstoßen. Wir haben einigemal Kinder, welche, wie man sagte, sich niemals gewöhnen konnten, ein Getränk zu nehmen, sich leicht dazu hergeben gesehen, nachdem die Eltern nach unserem Rathe die Vorsicht beobachtet haben, dem kleinen Widerspänstigen Getränke zu geben, welche in Hinsicht der Temperatur und des Geschmackes der Ammenmilch ähnliche Eigenschaften hatten. Wir rathen sogar, die Getränke ein wenig süßer zu geben, als die Milch; das Kind nimmt sie dann sehr gerne gleich einem Leckerbissen. Das ist ein Köder, von dem es sich sehr leicht fangen läßt.

Wir haben gesagt, daß die Empfindung der Kälte eine der Ursachen bildet, welche die Kinder zum Schreien bringen. Es ist eine festgestellte Thatsache,

daß das neugeborne Kind nicht so viel Wärme ent=
wickelt, als es bedarf und daß seine Existenz gefährdet
würde, wenn man es nicht mit einer künstlichen Wärme
umgeben möchte. Es muß daher sehr oft die Empfin=
dung der Kälte, die ihm unangenehm ist, erleiden und
welche es nicht anders als durch sein Geschrei auszu=
drücken im Stande ist. Daher kommt es, daß es sich
oft gleich beruhigt, wenn die Amme es in ihre Arme
nimmt und ihm ihre Wärme mittheilt.

Das neugeborne Kind wird nach der ersten Be=
kleidung in sein natürliches Lager an die Seite der
Mutter gebracht. In den ersten neun Tagen werde
das Kind nur zum Baden, Reinigen und Ankleiden
von ihrer Seite genommen und dann sogleich wieder
in sein Lager gebracht. Wenn die Mutter das Wo=
chenbett verlassen hat, so wird sich der Säugling,
wenn für die erforderliche Zimmerwärme gesorgt ist,
an die äußere Luft allmälig gewöhnen.

Von dieser Zeit an soll aber die Mutter es auch
während der Nacht nicht zu sich ins Bett nehmen, um
seinem Geschrei ein Ende zu machen; es möchte dann
immer dort sein und jedesmal heftig lärmen, wenn
man es daraus entfernen wollte, es würde auf diese

Art eine Gewohnheit annehmen, welche ungünstige Folgen nach sich ziehen kann. Man muß zu andern Mitteln seine Zuflucht nehmen, damit das Kind während der Nacht nicht von der Kälte leidet.

Das Verlangen ausgetragen, unterhalten und zerstreut zu werden, ist auch eine der Ursachen, welche sehr oft die Kinder schreien macht. Sie suchen begierig das Licht, das Geräusch, die Bewegung und alles, was auf sie einen lebhaften Eindruck macht. Nichts ist überdieß ihrer Gesundheit zuträglicher, als sie in freier Luft und Sonnenschein spazieren zu tragen. Das ist eines der besten Mittel sie zu beruhigen und zu gewöhnen, daß sie nicht zu oft nach der Brust verlangen.

Aber erst nach Verlauf der ersten drei oder vier Monate ist es rathsam, die Kinder im Frühlinge, Sommer oder Herbst (nie im Winter) und auch dann nur an heitern windstillen Tagen, bei einer Temperatur von wenigstens fünfzehn bis achtzehn Grad Wärme, auf freie mit Gras überwachsene Plätze oder in Gärten zu bringen, wo kein großes Geräusch herrscht.

Aus dem Gesagten leuchtet hervor, daß die Mutter oder die Amme, wenn ein Kind, kurz nach-

dem es die Brust gehabt hat, schreit, anstatt ihm dieselbe abermals zu geben, um es zu beruhigen, nach
der Ursache, welche ihm die Schreie entlockt, forschen
und derselben abhelfen soll.

Wir haben die häufigsten Ursachen der Unruhe
der Kinder angegeben, aber es gibt deren noch viele
andere, welche ein fortgesetztes Studium der Eigen-
heiten und des besondern Charakters eines jeden Kindes den aufmerksamen Müttern aufdecken wird.

Man beobachtet sogar Kinder, welche ohne alle
Ursache schreien, die fähig wäre, ihre Ungeduld zu
erregen. Wir haben nämlich einige Kinder gekannt,
welche eigentliche Schreier waren, ohne daß sie etwas
belästigt hat, weder der Hunger noch die Kälte, noch
eine andere der gewöhnlichen Ursachen, die wir oben
angegeben haben. Man könnte sagen, daß diese Kinder kein anderes Mittel hatten, ihr Dasein kund zu
geben; wenigstens war es ihre Art, dasselbe so zu
erkennen zu geben. Sie entwickelten sich dennoch
staunenswerth gut und hatten das ganze Aussehen
einer vortrefflichen Gesundheit, obwohl das Haus
Tag und Nacht von ihrem Geschrei wiederhallte.

Auch haben einige Aerzte behauptet, daß das

Geschrei des Kindes eine gleichfalls nothwendige Thä=
tigkeit für dasselbe sei, welche es von Zeit zu Zeit
wie jede andere Funktion verrichten müßte; sie ver=
glichen dasselbe mit einer gymnastischen Uebung.

Man muß nicht immer auf das Geschrei, wel=
ches die Kinder ausstoßen ein großes Gewicht legen.
Man soll sich wohl hüten, jene Mütter nachzuahmen,
welche das geringste Geschrei ihres Kindes gleich in
Aufregung bringt, welche dabei den Kopf verlieren
und nicht genug Gleichmuth behalten, um den Werth
dieses Geschreies zu schätzen und die Veranlassung des=
selben aufzusuchen. Um Kinder zu erziehen, darf man
weder zu große Schwäche, noch zu große Empfind=
samkeit des Gemüths besitzen. Man soll diese theuern
Sprößlinge wegen ihrer selbst, in dem Interesse ihrer
Zukunft mehr als des gegenwärtigen Augenblicks lie=
ben. Niemals wird eine Mutter die physische und
moralische Erziehung ihres Kindes gehörig leiten kön=
nen, wenn sie nicht im Stande ist, sein Geschrei ohne
Unruhe, ohne Gemüthsbewegung, ohne Ungeduld
anzuhören, wenn sie es schnell um jeden Preis stillen
will, indem sie ihm die Brust ohne Regel, ohne Maß
überläßt, so lange es sich in einem zarten Alter befin=

det, indem sie allen seinen Launen nachgibt, nachdem es im Alter vorgerückt ist.

Bevor wir den Gegenstand, der uns eben beschäftigt, verlassen, halten wir uns noch für verpflichtet, die Aufmerksamkeit der Mütter auf einen Umstand zu lenken, den sie niemals aus den Augen verlieren sollen.

Es kann sich ereignen, daß eine zufällige außergewöhnliche Ursache ein Kind zum Schreien bringt. Wir wollen davon zwei Beispiele anführen, welche beweisen werden, wie wenig das wachsame Auge der Eltern und der Aerzte sich mit einer oberflächlichen Untersuchung in Betreff eines Kindes begnügen soll, welches Zeichen eines lebhaften Schmerzes von sich gibt, und daß man Alles mit der größten Ausführlichkeit untersuchen muß, was mit dem kleinen Wesen in Beziehung steht. Zu einem Kinde gerufen, welches seit zwei Stunden ein entsetzliches Geschrei ausstieß und welches nichts hat beruhigen können, ließen wir es gänzlich entkleiden und bemerkten einen Blutflecken am Hintertheil seines Hemdes. Wir forschten sogleich an dem Theile des Körpers nach, welcher der blutigen Stelle der Wäsche entsprach, welche Veranlassung von diesem Blutaustritt sein könnte und wir entdeckten am Rücken eine kleine Nadel, welche durch ungefähr in die Wiege des Kindes gefallen ist und sich ein paar Linien tief in das Fleisch eingebohrt hat. Wir zogen sie heraus und das Geschrei des Kindes hörte sogleich auf.

Ein anderes Mal ereignete es sich, daß ein Kindsmädchen, indem es ein Stück Baumwollenzeug wärmte, um die Füße eines Kindes einzuwickeln, nicht bemerkt hat, daß ein Funke in das Zeug gefallen war und daß dieses Feuer gefangen hatte. Sie hatte damit die Füße des Kindes eingewickelt, darauf schnell seinen Anzug beendet, indem sie die Füße mit einer dicken Lage von Windeln umgab, welche, ohne das Feuer zu ersticken, die Verbrennung blos verlangsamten. Es verfloß beinahe eine halbe Stunde, seitdem das Kind herzzerreißend geschrien hatte, als wir bei ihm ankamen. Wir ließen es sogleich ganz ausziehen und fanden mitten in dem von der Gluth verzehrten Baumwollzeuge die Füße schrecklich verbrannt. Das Kind hat nur einige Stunden überlebt.

Diese Thatsachen beweisen, wie weise und nützlich die Gewohnheit ist, welche wir seit langer Zeit angenommen haben und welche darin besteht, jedes Mal, wenn wir zu einem kranken Kinde kommen, dasselbe ganz zu entkleiden und es nackt vom Kopf bis zum Fuß zu untersuchen; diese Untersuchungsmethode enthüllt uns unmittelbar eine gewisse Anzahl besonderer Umstände, welche fähig sind, uns über die wahre Ursache der Leiden des kleinen Kranken aufzuklären.

Da das Kind oft schreit, wenn es sich wohl befindet, um so mehr wird es dasselbe thun, wenn seine Gesundheit gestört ist. In diesem Falle geschieht es auch, daß die Amme, durch seine Schreie beängstigt, ihm die Brust fortwährend reicht, da es im Gegentheil viel seltener geschehen sollte, als im Zustande seiner Gesundheit, und oft sogar muß ihm die Brust gänzlich entzogen werden.

Es ist selten, daß die Krankheiten der Säuglinge durch diese schlechte Gewohnheit nicht erschwert oder unterhalten werden, indem die Mütter ihre Kinder zu trösten kein anderes Mittel suchen, als ihnen die Brust zu geben. Die Krankheiten junger Kinder erfordern zu ihrer Heilung Diät und strenge Lebensordnung ganz so, wie jene der Erwachsenen. Indem man

den Kranken nährt, nährt man in vielen Fällen auch
die Krankheit.

Ist es aber möglich, daß ein Kind mehrere Tage
ohne Nahrung bleibt? Wird ein so schwaches Wesen
nicht an Erschöpfung zu Grunde gehen? Muß man
nicht seine Kräfte unterstützen, ihm den Stoff zum
Wachsthum verschaffen, welches bei ihm auf eine so
rasche Weise vor sich geht? Dieß sind die falschen
Vernünfteleien und die blinde Furcht, welche eine große
Zahl von Müttern verleitet, gefährliche Unklugheiten
in der Diät ihres Kindes zu begehen. Wollt ihr wissen, wie lange ein ganz junges Kind der Nahrung
entbehren kann, ohne daß seine Existenz gefährdet ist?
So höret folgende Geschichte. Wir haben vor einigen
Jahren ein Kind behandelt, welches unmittelbar nach
der Geburt von Krämpfen befallen wurde und schon
bevor man ihm hat etwas einflößen können. Der
Kinnbackenkrampf verhinderte es, ihm auf gewöhnli-
chem Wege Nahrung zu geben; die in solchen Fällen
gebräuchliche Schlundröhre haben die Eltern nicht in
Anwendung bringen lassen; nährende Klystiere wurden sogleich herausgestossen. In dieser Lage blieb das
Kind durch volle acht Tage. Der Krampfanfall hatte

erst am neunten Tage nach der Geburt aufgehört. Dieses Kind hatte die ganze Zeit über nicht ein Atom Nahrung zu sich genommen.

Man hatte ihm einige mit Milch zubereitete Bäder gegeben, aber dasjenige, was von der Mischung durch die Hautporen dringen konnte, kann man gewiß nicht für eine Nahrung zählen. Nachdem einmal der Krampf gelöst war, fing das Kind gewässerte Milch zu trinken an, bald darauf nahm es die Brust und fuhr fort sich wie die andern Kinder zu nähren.

Würdet ihr nun darüber staunen, daß ältere Kinder mit Lungenkatarrh, Lungenentzündung, mit typhösem Fieber behaftet, indem sie schleimige, das ist schwachnährende Getränke nehmen, welche sie wegen des an ihnen zehrenden Fiebers sogar gierig verlangen, würdet ihr staunen, sagen wir, daß diese Kinder durch 15, 20, 30 und sogar 40 Tage haben ohne Nahrung aushalten können? Es geschieht übrigens bei Krankheiten der Gedärme, welche zuweilen langwierig sind, daß wir haben die Kinder eine strenge Diät durch mehrere Wochen ertragen gesehen, die Genesung konnte sogar nur unter dieser Bedingung erzielt werden. Wenn man sieht, daß so viele Kinder dieser Gattung von Krankheiten unterliegen, so kommt es daher, daß nur wenige Eltern genug Einsicht und Charakterstärke besitzen, um die strengen Vorschriften des Arztes bis zu Ende zu befolgen. Die Nachbarinnen, die Gevatterinen kommen, um ihnen ohne Unterlaß in die Ohren zu schreien, daß sie ihr Kind aus Hunger umkommen lassen und man endet beinahe immer damit, daß die vorgeschriebene Diät im Geheimen übertreten wird, was das unglückliche Kind oft sehr theuer bezahlen muß.

Folglich, wenn ein Kind, kurz nachdem es die Brust genommen hat, schreit, und wenn die Mutter sich überzeugt hat, daß sein Geschrei keiner der Umstände veranlaßt, welche wir als die häufigsten Veranlassungen des Zornes bei einem gesunden Kinde bezeichnet haben, soll sie sich fragen, ob es nicht krank sei und alles, was mit ihm vorgeht, sorgfältig erforschen, um zu sehen, ob sich nichts Außerordentliches finden läßt. Entdeckt sie das geringste Zeichen von Kranksein, so soll sie anstatt ihm die Brust zu geben, um es zu beruhigen, dieselbe mit einem milden Getränke ersetzen und sie sehr selten geben, bis die Natur seines Leidens sich recht kenntlich gemacht hat.

An welchen Zeichen kann man erkennen, daß ein Kind zu viel Milch trinkt? Die Erregung des Magens und der Gedärme, durch eine zu reichliche Nahrung veranlaßt, äußert sich durch die Wärme des Mundes, durch Aufstoßen und wiederholtes Erbrechen, durch Schluchzen, durch zahlreiche Winde, welche den Bauch auftreiben und daselbst, indem sie in den Gedärmen herumgehen, ein besonderes und beinahe fortwährendes Gurren hören lassen; durch vorübergehende Kolikschmerzen, durch häufigere flüssige Entleerungen von starkem Gestank, grüner Farbe und mit Milchgerinnseln gemischt, welche der Verdauung entgangen sind.

Das sind die Erscheinungen, welche daraus hervorgehen, daß der Nährkanal, von einer zu großen Menge Nahrung überladen, nicht im Stande ist, dieselbe vollständig zu verdauen und durch das Uebermaß der Verdauungsthätigkeit leidet.

Aber die Milch, obwohl ohne Maß genossen, kann durch eine mehr oder weniger lange Zeit von einem kräftigen Magen und kräftigen Gedärmen vollständig verdaut werden. Es folgt ein großer Ueberfluß von Nährsäften daraus, welche, in die Blutzir-

kulation aufgenommen, das Kind in den besonderen
Zustand versetzen, welchen man Plethora nennt. Also
mit Blut und Säften überladen, ist das Kind häufig
von Krankheiten bedroht.

Betrachtet jenes Wesen, dessen Gesicht mit dicken
Krusten bedeckt ist, aus dessen Kopfhaut eine scharfe
und stinkende Flüssigkeit ausschwitzt, dessen Körper
mit Knötchen, Bläschen und Schorfen besäet ist; alles
dieses kommt oft von dem Uebermaß unvollkommen
verähnlichter Säfte, welche sich nach außen ergießen
wie der überreichliche Pflanzensaft. Noch glücklich
sind diejenigen Kinder zu nennen, bei welchen sich die
Natur so durch den Erguß auf die Oberfläche der
Haut ihres Säfteüberflusses entledigt. Denn die innern Organe können ebenso gut der Sitz solcher Con-
gestionen werden, und alsdann werdet ihr schwere
Krankheiten zum Ausbruch kommen sehen, welche das
Leben der Kinder plötzlich bedrohen. Aber man darf
nicht glauben, daß die Kopfausschläge an und für sich
nicht ernste Folgen nach sich ziehen können, und daß
sie übrigens der Gesundheit der Kinder zuträglich
sind.

Es folgt aus dem Vorhergehenden, daß, wenn

ein Kind einige der Verdauungsstörungen, die wir aufgezählt haben, erleidet oder wenn man an ihm Zeichen
von Säfteüberfluß bemerkt, die Amme sogleich die
Nahrung vermindern und die Menge der entzogenen
Milch durch milde Getränke ersetzen soll, wie durch
Zuckerwasser oder Reiswasser. Es wird sehr oft diese
kleine Aenderung seiner Kost hinreichen, um es bald
einer vollkommenen Gesundheit zuzuführen; der Grund
davon ist ganz einfach, weil man nämlich die erste Ursache seines Unwohlseins beseitigt.

Es ist nichts seltener, als daß diese Regel von
der Mehrzahl der Mütter befolgt wird, welche sehr
fest glauben, daß das beste Mittel für die Leiden eines
Kindes ist, ihm die Brust nach Willkühr zu geben.

Es gibt jedoch ein Arzneimittel, das sich eines
allgemeinen Rufes erfreut, und mit welchem die Mütter unter Umständen, die wir eben angegeben haben,
sehr freigebig sind, das ist die Magnesia. Wenn sie
Schleimrasseln in dem Halse ihres Kindes hören und
wenn sie sehen, daß es grüne Stuhlgänge hat, so bilden sie sich ein, daß in dem Körper scharfe und gal-
lige Schleimmassen angehäuft sind; sie geben ihm
Magnesia in dem Glauben ein, daß diese das Alles

ausreinigen wird und daß man nichts mehr davon
wird zu sehen bekommen. Die Magnesia ist ein Ab=
führmittel, sie wird die im Darmkanal enthaltenen
Flüssigkeiten für einige Stunden nach ihrem Einneh=
men wegschaffen können; aber wenn ihr fortfahret,
die Organe durch ein Uebermaß von Nahrung zu er=
müden, so werdet ihr am andern Tage, auch schon
an demselben Tage die nämlichen Zufälle auftreten
sehen; euer Mittel hat die Wirkung entfernt, aber es
vermag nichts gegen die Ursache. Dasselbe läßt sich
von dem Bockshörner= und Chamillensaft sagen, von
dem die Mütter auf eine verschwenderische Weise Ge=
brauch machen, wenn sie voraussetzen, daß ihre Kin=
der aus Kolikschmerzen schreien. Unsere Ueberzeugung
geht dahin, daß diese Mittel keinen dauernden Erfolg
haben. Suchet nach der Ursache der Kolikanfälle, be=
seitigt diese und die Wirkung derselben wird sicher von
selbst verschwinden, ohne daß ihr nöthig habt, das
Kind mit den verschiedenen Hausmittelchen zu quälen.

Die Verdauungsstörungen, welche wir als die
Folge des Genusses einer zu großen Menge von Milch
beschrieben haben, können auch das Ergebniß einer
durch ihre Beschaffenheit fehlerhaften Ernährung sein.

Zum beffern Verständniß solcher Fälle müffen wir die Zusammensetzung der Milch im Normalzustande vorausschicken.

Die Milch besteht aus mehreren verschiedenen Theilen. Von diesen sind die einen aufgelöst, wie es der Zucker im Wasser ist, in das man ihn geworfen hat; die andern sind im festen Zustande und schwimmen in dieser Flüssigkeit in Form von sehr kleinen Theilchen. Zu den aufgelösten Theilen gehört vor Allem der Käsestoff, welcher die Grundlage des Käses bildet, ein eigenthümlicher Zuckerstoff, den man mit dem Namen Milchzucker belegt und eine bestimmte Anzahl von Salzen, die zur Bildung der thierischen Stoffe erforderlich sind; die festen und herumschwimmenden Bestandtheile sind nur von einer Art; sie bilden nämlich den dicken oder butterartigen Bestandtheil der Milch, durch welchen die eigentliche Butter entsteht. In der Milch findet man alle zur Ernährung des Kindes erforderlichen Bestandtheile, Alles, was in die Bildung der verschiedenen Organe des Körpers eingeht.

Im Durchschnitt soll eine Frauenmilch von guter Beschaffenheit folgende Zahlen ergeben:

$$\text{Wassergehalt} \quad 889\tfrac{2}{25}$$
$$\text{Zucker} \quad 43\tfrac{16}{25}$$
$$\text{Käse} \quad 39\tfrac{6}{25}$$
$$\text{Butter} \quad 26\tfrac{16}{25}$$
$$\text{Salze} \quad 1\tfrac{10}{25}$$

in 1000 Theilen Milch.

Wenn der Säugling gut gedeiht, so findet man in der Zusammensetzung der Milch der Säugenden gegen die Normalmilch einen sehr geringen Unterschied, der in Bezug auf den Wasser= und Buttergehalt kaum eine Einheit beträgt.

Wenn ein Kind in Anwesenheit irgend einer Störung seiner Verdauungsthätigkeit z. B. von Koliken, Durchfall, Erbrechen u. s. w. befallen wird, so ist es immer vernünftig, welchen Ursprungs sie auch sein mögen, es einer strengen Diät zu unterziehen, seine Mahlzeiten zu regeln, dieselben gehörig auseinander zu rücken und in der Zwischenzeit nur mildes und leichtes Getränk zu reichen. Wenn diese Einschränkung in seiner Ernährungsweise nach Verlauf von einer gewissen Zeit, z. B. von 10 bis 15 Tagen keine Besserung in seinem Gesundheitszustand herbeigeführt, wenn man es täglich mehr und

mehr abmagern sieht, so wird man sich wohl fra=
gen müssen, ob nicht die Beschaffenheit der Milch
selbst der Ursprung der Zufälle ist, welche man be=
obachtet.

Wenn die Amme von guter Körperconstitution
ist, wenn sie sich einer guten Gesundheit erfreut, so
ist es sehr selten, daß ihre Milch nicht von guter
Beschaffenheit sei, wenigstens wenn nicht irgend ein
zufälliges Ereigniß, wie Schwangerschaft, Gemüths=
bewegung ihre Zusammensetzung ändert.

Wenn also die Verdauung eines Kindes gestört
ist, während die Constitution und die Gesundheit
seiner Amme nichts zu wünschen übrig lassen, so
muß die Sorge der Eltern vielmehr auf die Menge
der Milch, welche sie dem Kinde gibt, als auf ihre
Beschaffenheit gerichtet sein. Es gibt übrigens ge=
sunde Ammen und Mütter, deren Milch mangelhaft
zusammengesetzt ist. Oft ist es die Zunahme der
Butter, welche der Milch die fehlerhafte Beschaffen=
heit gibt und das volle Gedeihen des Säuglings
nicht aufkommen läßt; aber auch ein übermäßiger
Käsegehalt ist schädlich, denn der verhältnißmäßige
Buttergehalt der Milch ist es, welcher ihre Verdau=

lichkeit, und der verhältnißmäßige Käsegehalt, wel=
cher ihre Nährfähigkeit bestimmt.

Eine zu butterreiche Milch erzeugt Koliken,
Erbrechen, Durchfälle, kurz Störungen der Ver=
dauung und diese Störungen mehren sich, wenn der
zu reiche Buttergehalt noch mit zu reichem Käsege=
halte verbunden ist, wenn also die Milch zu nahrhaft
ist, welche bisweilen von kräftigen Frauen erzeugt
wird; sie beschwert den Magen und ihre Verdauung
ist mühsam. Eine butterarme, aber käsereiche Milch
wird, wenn sie gut verdaut wird, sehr nährend,
aber sie verträgt sich nur mit gesunden Verdauungs=
organen des Kindes. Bei einem schwächlichen Kinde
vermehrt auch diese Milch die Störungen der Ver=
dauung.

In solchen Fällen ist es wesentlich dem Kinde
Zuckerwasser zu trinken zu geben, jedesmal wenn es
gesaugt hat, um der zu großen Dichtigkeit der Milch
abzuhelfen; noch sicherer erreicht man diesen Zweck,
wenn man die Stillungszeiten oder mit andern Wor=
ten die Mahlzeiten des Kindes auseinander rückt,
d. h. eine längere Zeit zwischen den Augenblicken
vergehen läßt, wo man ihm zu trinken gibt,

um eine leichtere und an nahrhaften Bestandtheilen weniger reiche Milch zu erhalten, denn diese wird in den Brustdrüsen um so wässeriger, je länger das Kind nicht angelegt wird, und andererseits, um dem Kinde Zeit zu lassen, jede Mahlzeit besser zu verdauen.

Es besteht noch heut zu Tage das Sprüchwort: „Speikinder, Gedeihkinder". Das ist nur halb wahr; denn keineswegs darf daraus gefolgert werden, als ob es unter allen Verhältnissen für Kinder sehr förderlich wäre, einen Theil des Genossenen wieder zu erbrechen. Das Erbrechen der Säuglinge hat entweder seinen Grund in einer Krankheit irgend eines Organes, besonders des Magens, und dann ist es durchaus nicht gleichgültig, oder es liegt in der Milch, welche eines Theils zu wässerig, andern Theils zu nahrhaft sein kann. Im ersten Falle wird der Magen des Kindes überschwemmt, übermäßig ausgedehnt, er sucht wieder seine naturgemäße Gestalt und Kraft zu erlangen, stößt daher, durch seine Zusammenziehungen bedingt, vieles Genossene wieder aus; jedoch wird immer hiebei eine schlechte Ernährung statt finden, da der Magen, welcher die Milch

verdauen soll, sowohl einen Theil der Nahrungs=
stoffe wieder aus dem Körper unbenutzt entfernt, als
auch sich erschöpft und seine gehörige Kraft zur Um=
bildung der Milch in Speisebrei allmälig einbüßt.
Für den zweiten Fall, wo der Magen eine zu stof=
fige, im Uebermaße genossene Milch theilweise wieder
erbricht, paßt allein jenes Sprüchwort, und auch
hier mit Einschränkung; denn fährt man fort mit
einer derartigen Milch den Magen zu überfüllen, so
werden die oben angegebenen Zufälle mit ihren üblen
Folgen nicht ausbleiben.

Eine butterarme und zugleich käsearme Milch
ist zwar leicht verdaulich, aber nicht nährend genug.
Das Kind magert dabei ab, wird blutarm und sein
nächtliches Schreien deutet auf unbefriedigtes Nah=
rungsbedürfniß, dabei wird viel Urin und wenig
Darmkoth entleert. In solchem Falle oder wenn eine
zu geringe Menge von Milch abgesondert wird, gebe
man der Amme eine nahrhafte Kost; wenn sich durch
dieselbe die Milch nicht alsbald verbessert, oder ihre
Menge sich nicht vermehrt, das Kind vielmehr fort
und fort an Umfang und Gewicht des Körpers ab=
nimmt, so wähle man eine bessere Amme, oder wenn

die Mutter selbst ihr Kind sängt, so gebe man ihm außer der Brust noch Kuhmilch und lasse das Kind, nachdem es an letztere gewöhnt worden ist, entwöhnen; dasselbe muß auch dann geschehen, wenn die Milchabsonderung zu gering ist und die erzeugte Milch zur Ernährung des Kindes nicht hinreicht.

Die Milch ist aber besonders in ihrer Beschaffenheit fehlerhaft, wenn die Amme krank ist.

Es ist wichtig hier einen allgemein verbreiteten Irrthum aufzudecken. Wenn die Amme von einer akuten entzündlichen Krankheit, wie z. B. einem Lungenkatarrh oder einem Gelenkrheumatismus befallen wird, wenn sie den Appetit verliert, wenn sie das Fieber mit reichlichen Schweißen im Bette zurückhält, so glaubt man, daß ihre Milch verschwinden oder viel weniger nahrhaft werden muß, weil die Kranke nicht ißt.

Das ist ein doppelter Irrthum, wir haben eine große Anzahl von Ammen mit entzündlichen Krankheiten behaftet gesehen, welche beinahe eben so viel Milch zu erzeugen fortfuhren, wie früher. Wir erinnern uns einer Frau von 25 Jahren, welche von einem sehr heftigen Gelenkrheumatismus durch zwei

4°

Monate im Bette zurückgehalten wurde; sie konnte
weder die Hände, noch die Füße bewegen und eine
fremde Person mußte das Kind halten, während es
an der Brust saugte. Dieses schien nicht im Gering=
sten davon zu leiden. Die Menge der Milch hatte
sich nicht merklich vermindert. Das Kind hörte
nicht einen einzigen Tag auf, die Mutterbrust zu
nehmen; man hat ihm nur öfter Reiswasser zu trin=
ken gegeben:

Nichts desto weniger ist es gewiß, daß die akuten
Krankheiten manchmal auf eine genug sichtliche Weise
die Milchabsonderung vermindern. Alsdann verfällt
man in den zweiten Fehler, welchen wir bezeichnet
haben. Man bildet sich ein, daß, da die Amme nicht
mehr wie früher ißt, die Milch verarmen, dünner,
leichter und weniger nahrhaft werden muß und man
beeilt sich die Nahrung entweder mit Suppe oder mit
Kuhmilch zu ersetzen. Die Milch in diesem Falle
zeigt im Gegentheile eine deutliche Anhäufung seiner
nährenden Bestandtheile. Sie erleidet die nämliche
Veränderung wie alle andern Flüssigkeiten des mensch=
lichen Körpers. Betrachtet nun, wie unter dem Ein=
flusse der Fieberbewegung der Speichel dichter, der

Schweiß und der Harn schärfer werden und einen
stärkeren Geruch annehmen. In der Milch nimmt
unter demselben Einflusse das Mengenverhältniß des
Wassers ab, jenes der andern Bestandtheile merklich
zu. Die Milch wird schwer und unverdaulich. Dieß
ist der Grund, warum die Milch einer kranken Frau
bei dem Kinde leicht Durchfall verursacht.

Es folgt daraus, daß wenn eine Amme an
einer entzündlichen Krankheit darnieder liegt und eine
hinreichende Menge Milch zu erzeugen fortfährt,
man sogleich dem Säuglinge milde Getränke reichen
muß, damit diese der Milch die Wassermenge ersetzen, welche ihr der Krankheitszustand der Amme
entzogen hat und damit dieselben gleichzeitig die
besondere Erhitzung mäßigen, in welche die Fieberbewegung diese Flüssigkeit unabläßig versetzt.

Was geschieht im Gegentheil bei den Familien
in ähnlichen Fällen? Unter der Voraussetzung, daß
die Milch einer Frau, welche vom Fieber verzehrt
wird und einer strengen Diät unterzogen ist, wenig
Gehalt hat, daß sie gewisser Maßen nicht für die
Nahrung des Kindes ausreichen kann, vermehrt man
diese noch mit einer andern Nahrung, deren Gehalt

im Verein mit der Veränderung, welche die Ammen=
milch erlitten hat, bald Störungen von Seite der
Verdauungswege herbeiführt. Und hernach, anstatt
die wahre Ursache dieser Zufälle zu erkennen, setzt
man sie immer auf Rechnung der Verarmung der
Milch, indem man stets voraussetzt, daß diese nicht
genug nahrhaft ist. Man vermehrt dem zu Folge die
Gabe der die Ammenmilch ergänzenden Nahrung.
Man vermeidet es, milde und leichte Getränke zu
geben aus Furcht das Kind noch zu schwächen, wel=
ches man schon aus Erschöpfung für krank und von
Entkräftung bedroht hält; und bald führt eine
schwere Entzündung der Gedärme das kleine Wesen
an den Rand des Grabes.

Man hat oft die Frage zu lösen, ob eine Amme,
welche mit einer akuten Krankheit bettlägerig wird,
das Säugen fortsetzen kann. Die Erfahrung hat uns
gelehrt, daß das Kind selten darunter leidet, wenn
man dafür sorgt, daß es gleichzeitig ein mildes Ge=
tränk bekömmt; wir lassen niemals noch eine an=
dere Nahrung geben, außer wenn die Mutter nicht
mehr so oft die Brust reichen kann, wie vor der
Krankheit.

Wenn die Amme mit einer chronischen Krank=
heit oder mit einem konstitutionellen Leiden behaftet
ist, so darf man ja nicht glauben, daß die Milch in
diesem Falle verarmt; diese wird im Gegentheile
dichter und ärmer an Wasser, in welchem die festen
Bestandtheile entweder gelöst oder fein vertheilt ent=
halten sind.

Die Frauen von einer zarten schwächlichen Con=
stitution zeigen dieselben Veränderungen in der Zu=
sammensetzung ihrer Milch, wie die mit Krankheiten
behafteten Frauen. Man darf aber aus dem Vor=
hergehenden nicht schließen, daß die dicke Milch der
mit einer akuten oder chronischen Krankheit behaf=
teten Frau, wenn sie auch durch den Gebrauch eines
milden Getränkes hinreichend verdünnt wird, eine
eben so zuträgliche Nahrung abgibt, wie die Milch
im gesunden Zustande, welche mit all ihren natür=
lichen Eigenschaften aus der Brust kommt. Die Milch
ändert oft gleichzeitig, als sie dicker wird, das Ver=
hältniß ihrer Bestandtheile, indem die einen vorherr=
schen, während die andern sich bedeutend vermin=
dern. Diese Veränderung in der Zusammensetzung
der Milch, aus einer mangelhaften Bereitung her=

vorgehend, macht sie zur Nahrung des Kindes viel weniger zuträglich.

Das der Beobachtung würdigste ist, daß die Milch, welche Veränderung immer sie durch die Krankheit der Amme erlitten hat, gewöhnlich schwerer, hitziger und für das Kind schwerer verdaulich wird; daß man dem zu Folge leichte Getränke reichen muß, und wenn man sieht, daß es abmagert, soll man der Milch anfangs nur ein leicht verdauliches Nahrungsmittel und in kleinen Portionen hinzufügen, um die Verdauungskräfte des Magens und der Gedärme zu erforschen.

Man braucht sich mit dem Wechsel der Amme, wenn sie krank wird, nicht zu übereilen. Man kann eine kurze Zeit abwarten, um die Natur des Uebels, seinen Einfluß auf die Zusammensetzung der Milch und auf die Gesundheit des Kindes zu erforschen. Wenn die Krankheit der Amme schwer und bösartig ist, sich in die Länge zu ziehen droht, wenn die Milch verändert ist, wenn das Kind heftige Magen- und Darmzufälle zeigt, welche ihm Gefahr bringen können, dann ist ein Wechsel der Amme unvermeidlich, welcher an und für sich keinen Nachtheil nach sich zieht.

Während der Menstruation, welche sich bisweilen bei der Amme oder bei der säugenden Mutter frühzeitig einstellt, wird nicht selten die Milch sparsamer, dichter und reicher an festen Bestandtheilen abgesondert. Man soll während des Monatflusses, welcher kaum jemals den Ammenwechsel bedingt, das Kind seltener an die Brust legen, und zum Ersatz ihm Zuckerwasser nebenbei reichen lassen, um den etwaigen Verdauungsstörungen vorzubeugen.

Bevor wir dieses Kapitel schließen, wollen wir einige Worte über die Vorurtheile sagen, welche in Hinsicht der Lebensweise der Ammen herrschen.

Man glaubt gewöhnlich, daß gewisse Nahrungsmittel die Milchabsonderung befördern und andere dieselbe vermindern. Die Erfahrung und die Vernunft rechtfertigen keineswegs eine solche Ansicht. Man darf nicht vergessen, daß die Milch sich auf Kosten des Blutes bildet und daß die Zusammensetzung des letzteren sich nicht nach der Nahrungsweise ändert, so lange der Magen die ihm dargereichte Nahrung gut verdaut.

Die einzige Regel, welche man bei der Ernährung der Amme zu beobachten hat, ist folgende: Die Speisen, an welche ihr Magen seit langer Zeit gewöhnt ist und welche sie leicht verdaut, sind diejenigen, die ihr am besten bekommen. Die Familien täuschen sich bedeutend und glauben doch sehr verständig zu handeln, wenn sie einer Amme, die vom Lande gekommen ist, kräftige Brühen und saftige Fleischspeisen in der Hoffnung geben, daß ihre Milch nahrhafter wird; man macht im Gegentheile die Milch dadurch hitziger und unverdaulicher. Es ist viel vernünftiger, sie eine Lebensweise befolgen zu lassen, welche sich so viel wie möglich derjenigen nähert, an welche sie sich seit langer Zeit gewöhnt hat.

Im Allgemeinen sei die Nahrung der Amme einfach, aber in hinreichender Menge aus Fleisch-, Mehlspeisen und pflanzlicher Kost bestehend; zu meiden sind sehr gewürzhafte und saure Speisen, aufblähende Hülsenfrüchte und frisches Gebäck. Zum Getränk kann ein schwaches Bier, aber nie Wein gewählt werden. Reinlichkeit und Bewegung in freier Luft dürfen nicht vernachlässigt werden.

3. Künstliche Ernährung.

Wenn es die Verhältnisse nicht erlauben, eine Amme zu nehmen und die eigene Mutter das Kind nicht säugen kann oder will, so ist man genöthigt, das Kind mit Kuhmilch oder nach dem gewöhnlichen Ausdruck beim Wasser aufzuziehen, welches in Städten mit größeren Schwierigkeiten verbunden ist, als auf dem Lande, wo der Einfluß der frischen freien Luft, die größere Leichtigkeit sich immer gute Milch zu verschaffen und die kräftigere Konstitution der Kinder dazu günstige Bedingungen abgeben.

Alle Regeln, welche wir für die natürliche Säugung aufgestellt haben, sind bei der künstlichen Ernährung anwendbar; aber es gibt deren noch andere, welche dieser allein eigen sind, und die wir nicht übergehen dürfen.

Die Nahrung eines neugebornen Kindes muß flüssig wegen Mangel an Zähnen, und warm sein wegen geringer Wärmeentwicklung des Kindes. Die gebräuchlichste Nahrung ist die Kuhmilch, weil man sich dieselbe am leichtesten verschaffen kann. Was die übrigen Sorten von Milch betrifft, so besitzt die

Schaaf= und Ziegenmilch eine faſt doppelt ſo große
Menge Käſeſtoff als die Frauenmilch und dreimal
ſo viel als die Eſelinenmilch. In Bezug auf den
Gehalt an Käſeſtoff ſteht die Eſelinenmilch der Frauen=
milch noch am nächſten.

Bei Neugebornen muß man die Kuhmilch mit
Waſſer verdünnen.

Das aus ſtehenden Brunnen kommende Waſ=
ſer iſt wegen ſeiner Salpetertheile zu vermeiden.

Reines Quellwaſſer (filtrirtes Donauwaſſer in
Wien) eignet ſich am beſten zu dieſem Zwecke. Die=
ſes wird mit Kandiszucker oder mit Milchzucker (½
Loth Zucker auf 1 Seitel Waſſer) abgekocht und
durchgeſeiht.

Die Kuhmilch ſoll, wo möglich, von einer und
derſelben, mit ſüßem Graſe oder Heu gefütterten,
täglich in freie Luft getriebenen, nicht trächtigen Kuh
genommen werden, weil die mit Kleien, Trebern
u. ſ. w. in Ställen gemäſteten, oft Jahre lang ohne
neue Kalberzeugung fortgemelkten Kühe eine ſchwer
verdauliche Milch geben, welche dem Kinde ſelten
wohl bekommt. Die kuhwarme (nicht abgerahmte)
Milch wird abgekocht und an einem kühlen Orte

aufbewahrt, damit sie nicht säuert; je öfter man dieselbe frisch gemolken bekommen kann, desto zuträglicher ist es für die Gesundheit des Kindes.

Die Zumischung von gezuckertem Wasser ist zur Verdauung der Kuhmilch unerläßlich, weil sie weniger Zucker und mehr Käsestoff und Butter enthält als die Frauenmilch. Man hat sich dabei nach dem Alter des Kindes zu richten. Bis gegen den zweiten Monat ist ein Viertel Milch und drei Viertel Wasser, vom zweiten bis zum sechsten ein Drittel, vom sechsten bis zum neunten Monat die Hälfte, vom neunten bis zum zwölften sind zwei Drittel Milch zu nehmen und nach den angegebenen Verhältnissen mit Wasser zu mischen. Nach dem ersten Lebensjahre wird die unvermischte Milch vertragen. Welche Menge der gewässerten Milch man dem Kinde auf einmal und in welchen Zwischenräumen geben soll, muß das Alter und das Bedürfniß des Kindes uns lehren; zur Richtschnur bei einem Neugebornen möge dienen, daß sein Magen etwas über $\frac{1}{4}$ Seitel Flüssigkeit faßt, ohne besonders ausgedehnt zu werden und daß er über zwei Stunden zur gehörigen Verdauung seines Inhalts nöthig hat. Uebrigens gilt alles das bei der Säugung Gesagte auch von der künstlichen Ernährung.

Viele Mütter, deren Milchabsonderung zu gering ist und für das Bedürfniß des Kindes nicht hinreicht, sind genöthigt, demselben außer der Brust, noch gewässerte Kuhmilch zu geben. Gibt der von der entleerten Brust genommene Säugling durch Unruhe, Geschrei, fortgesetztes Haschen und Suchen mit dem Munde sein unbefriedigtes Hunger- und Durstgefühl zu erkennen, mindert sich sein volles und rundes Ansehen, faltet sich seine Oberhaut, erfolgen bei einer regelmäßigen Beschaffenheit der Absonderungsorgane die Darm- und Harnentleerungen nur sparsam; dann muß ihm nebst der Muttermilch die gewässerte Kuhmilch gereicht werden.

Wenn wir diejenigen Eltern ernstlich tadeln welche ohne dringender Nothwendigkeit ihr Kind unmittelbar nach der Geburt künstlich aufziehen wollen, so sind wir weniger streng gegen diejenigen, welche erst nach mehreren Monaten der Säugung zu der künstlichen Ernährung ihre Zuflucht nehmen. Das Kind ist dann kräftiger, seine Verdauungsorgane ausgebildeter und die Ernährung mit dem

Saugglas bietet viel mehr Wahrscheinlichkeit eines
guten Erfolges dar. Es ist nur ein frühzeitiges Ent=
wöhnen. Die Nahrung des Kindes muß stets lau=
warm zu 27 Grad gemacht werden; daher mache
man bei jeder zu wiederholenden Mischung das Was=
ser heiß und gieße die gut aufbewahrte kalte Milch
dazu. Die Darreichung der Nahrung beim Kinde
soll mittelst eines Saugglases geschehen, damit auch
hier wie bei der Säugung, das Kind durch Zumi=
schung seines eigenen Speichels den Stoff verdau=
licher mache. Reinlich gehaltene Sauggläser mit aus
entkalktem Elfenbein bereiteten Mundstücken sind die
gebräuchlichsten und zweckmäßigsten.

Leider müssen wir auch noch des Suzels (Zulp,
Zutzl, Schlutzer, Schnuller, Lutscher), welcher mit
geriebener Brotrinde, Zwieback, Zucker u. b. gl. au=
gefüllt ist, erwähnen und den Müttern seine Ver=
bannung aus der Kinderstube dringlich rathen. Aber
man hält an den schlechten Vorurtheilen so fest,
und ist die Großmutter mit einem Suzel auferzogen
worden, warum soll es nicht auch die Enkelin
werden? Die Nachtheile, die aus diesem Ge=
brauche entstehen, liegen doch so auf der Hand,

daß man glauben sollte, es müsse sie jedermann einsehen.

Man bedenkt nicht, daß sich die Masse, welche sich darin befindet, gar leicht zersetze, Säure im Magen, Mehlmund, Schwämmchen erzeuge und die Verdauung störe. Außerdem ist es nicht ohne Einfluß auf die Bildung des Mundes eines Kindes, also auf seine Gesichtsbildung, wenn ihm ein solcher Ballen eingestopft wird, gar nicht der möglichen Erstickungsgefahr zu gedenken, die daraus entstehen kann.

In welchem Alter kann man anfangen, dem Kinde außer der Milch eine andere Nahrung zu geben?

Wir glauben, daß man es nicht früher thun sollte, als bis die ersten Zähne durchzubrechen anfangen und daß die Milch, mag das Kind an der Brust oder künstlich genährt werden, für dasselbe bis zu diesem Zeitpunkte genügt.

Die Natur scheint dieß anzuzeigen, indem sie dem Kinde für festere Nahrungsstoffe anwendbare Kauwerkzeuge gibt, als es die Milch ist.

Das Erscheinen der zwei unteren Schneidezähne ist ein Zeichen, daß man dem Kinde außer der Milch noch eine andere, aber flüssige Nahrung reichen kann, z. B. Fleischbrühe, erst ohne, dann mit Eidotter abgerührt, später Gehirn=, Leberfuppe, Suppe mit Bröschen oder sogenannter Kalbsmilch, mit Hachee von gebratenem Kalb= oder Hühner= fleisch, durchaus keine Mehlspeisen.

Das zweckmässigste Getränk ist dann reines Quellwaffer. Während man bei den ersten zwei Schneidezähnen die Fleischbrühe dem Kinde nur ein= mal des Tages reicht, kann man dieselbe Portion nach Erscheinen der 4 oberen Schneidezähne ver= doppeln.

Zu den dem Säuglinge besonders schädlichen Vegetabilien gehören alle Theearten, der echte Kaf= fee und alle seine Surrogate, wie Erdmandeln, Ka= kaoschalen und Bohnen, Cichorienwurzel, Eicheln, Gerste u. s. w., da bei ihrer Röstung ein empy= reumatisches Oel entwickelt wird, das durchaus kein für den kindlichen Körper tauglicher Stoff sein kann.

Auch alle andern nur langsamer schädlichen Nahrungsstoffe aus dem Pflanzenreiche, wie die ver= schiedenen Breie aus Zwieback, Reis oder Arrow=

root, Mehl, Gries, Weizenbrotrinde, in Milch oder Brühe abgekocht, sind bei dem noch zahnlosen Kinde sorgfältig zu vermeiden.

Wir müssen hier einen Fehler, welcher viel Unheil stiftet, aufdecken. Sehr oft glauben die Eltern, besonders der minderen Klasse, Wunder zu thun, wenn sie ihrem Säuglinge solche Speisen geben, die sie selbst genießen; sie freuen sich darüber, wenn das Kind dieselben gierig verschlingt. Es ißt von Allem, sagen sie mit einer Miene von Zufriedenheit, das ist ein sehr lenkbares Kind; das wird ihm einen guten Magen machen; es wird zeitlich an jede Art von Nahrung gewöhnt sein. Und man sieht deshalb Kinder, welche stark gesalzene Mehlsuppen, Mehlbrei oder Milchkoch, trockene Gemüse, Stücke von Brot in starken Saucen eingetunkt essen, sogar Stücke Fleisch verschlingen, welche, indem sie nicht verdaut werden, in ihrem Magen verderben. Die Kinder nehmen alle diese Speisen mit Begierde, weil sie sie von stärkerem Geschmack finden als die Muttermilch. Aber es entstehen daraus schädliche Folgen. Zuerst bequemt sich ihr Gaumen, an die stark schmeckenden Speisen gewöhnt, nicht so

leicht mehr dem Genuße der Milch und der Sup=
pen, welche ihnen im Vergleich unschmackhaft vor=
kommen. Daher, wenn man den Eltern Vorwürfe
macht, daß sie ihre Kinder diese schlechte Lebensweise
befolgen lassen, ermangeln sie nicht zur Antwort zu
geben, daß das Kind die für die Familien bereite=
ten Speisen denen vorzieht, welche für es besonders
bestimmt sind. Sie schließen daraus, daß die erste=
ren ihm eben so gut, wenn nicht besser bekommen.
Das Kind verträgt durch eine mehr oder weniger
lange Zeit diese erhitzende schwerverdauliche Nah=
rung.

Aber es ist sehr selten, daß man nicht früher
oder später Austreibung des Bauches, Durchfall,
Erbrechen, Koliken, mit einem Worte alle Zeichen
der Magen= und Darmentzündung folgen sieht, an
welcher eine so große Zahl von Kindern zu Grunde
geht.

4. Entwöhnung.

In welchem Alter soll man den Säugling
entwöhnen?

Befragen wir die Natur. Zeigt sie nicht an, daß der Mund des Kindes die Brust verlassen soll, wenn er mit 4 oder mehreren Vorderzähnen versehen ist? Die Kiefer mit ihren Schneidezähnen bewaffnet, welche in die Mutterbrust so schmerzlich beißen, sind nicht mehr zum Saugen geeignet. Wir glauben also, daß die Entwöhnung zu Ende des ersten Lebensjahres geschehen soll, und die Erfahrung hat uns stets gelehrt, daß diese Uebung erfolgreich ist.

Wenn die Mutter oder die Amme kräftig genug ist, so wird gegen eine längere Zeit des Säugens nichts einzuwenden sein, besonders wenn man den größeren Bedürfnissen des Säuglings mit anderer zweckmäßiger Nahrung noch zu Hilfe kommt.

Wird das Säugen unter minder günstigen Verhältnissen und mit Ausschluß jeder andern Nahrung noch im Verlaufe des zweiten Lebensjahres fortgesetzt, so ist es dem Verknöcherungsprozesse hinderlich, verlangsamt ihn und die Entwickelung des kindlichen Organismus überhaupt.

Wir lieben nicht das plötzliche Entwöhnen. Wir rathen immer das allmälige Absetzen von der Brust, das heißt, wir vermögen die Mütter dahin, daß sie dasselbe wenigstens zwei Monate früher beginnen, indem sie die Menge der Milch allmälig vermindern und jene der andern Nahrungsmittel vermehren, auf diese Weise wird das Kind unmerklich entwöhnt.

Man gebe deshalb dem Säuglinge z. B. im zehnten Monate die im früheren Kapitel bezeichneten Fleischbrühen, reiche ihm dieselben im eilften Monate zweimal des Tages, im zwölften Monate außerdem noch Kuhmilch, zu dessen Ende man ihn völlig entwöhnt. Will man das Kind früher entwöhnen, so muß es auch früher an die genannte Nahrung gewöhnt werden.

Die Kindheit soll in Hinsicht der Ernährung in drei Perioden eingetheilt werden, in die der Säugung, der Entwöhnung und die zweite Kindheit. Die Zeit des Entwöhnens begreift nach der allgemein angenommenen Vorstellungsweise nur die kleine Zahl von Tagen, welche der vollständigen Trennung des Säuglings von der Mutterbrust folgen.

Wir wünschten, daß man die Periode des Entwöhnens den ganzen Zeitabschnitt nennen möchte, welcher zwischen dieser Trennung und dem vollstän=

bigen Ausbruch der vier Eckzähne liegt, das ist vom
ersten bis zum vollendeten zweiten Lebensjahre. Der
Grund davon ist folgender: nach unserer Ansicht
erfordert diese Lebensepoche des Kindes eine ganz
besondere Ernährung, eine Ernährungsweise des
Uebergangs zwischen der Muttermilch und der ge=
wöhnlichen Nahrung.

Im Allgemeinen macht man sich davon ganz
andere Begriffe. Wenn ein Kind entwöhnt ist, so
gibt man ihm zu denselben Stunden, wie dem übri=
gen Theile der Familie zu essen und man glaubt
oft sehr weise zu handeln, wenn man es dieselben
Speisen genießen läßt. Wir glauben, daß das Kind
zwischen dem ersten und zweiten Lebensjahr noch
eine gesonderte Lebensweise führen muß. In dieser
Epoche des Lebens soll das Kind mehr thierische
als pflanzliche Nahrungsstoffe genießen und zwar
noch in möglichst flüssiger Form, als: Milch, Fleisch=
brühen, gekochtes Gehirn, Bröschen, weiche Eier,
Hachee von Kalbfleisch oder jungem Geflügel. Wer=
den endlich die Backen= und Stockzähne sichtbar, so
ist erst der Zeitpunkt gekommen, in welchem das
Kind gleichfalls ohne Nachtheil auch Pflanzenstoffe

zu genießen anfangen kann, als: Suppen mit Mehl-
speise, Reis, Gerste, — Spinat, Kohlsprossen, Kohl-
pflanzen, gelbe Rüben, Erdäpfelpiree, — aufgelau-
fenen Reis, Sufflee u. s. w. — Obst, — Kalbfleisch,
Hühnerfleisch; wenn die Eckzähne sichtbar werden
auch Rindfleisch.

Die Vorderzähne dienen zum Zerschneiden, aber
sie kauen nicht. Das Kauen der Nahrungsmittel
geschieht mit den Backenzähnen. Da das Kind diese
erst in der Hälfte des zweiten Lebensjahres besitzt,
so soll man ihm vor dieser Zeit nichts zu kauen geben; widrigenfalls wird es die ganzen Stücke schlu-
cken und diese werden nicht verdaut werden. Die
Natur ist es, welche es auch sagt, und ihr könnt
nicht ungestraft ihre Gesetze verletzen. Warum ist
die Epoche des Entwöhnens einer so großen Zahl
von Kindern gefährlich? Einzig und allein wegen
des Umstandes, den wir eben bezeichnet haben. Man
schont zu wenig ihre Verdauungswerkzeuge während
dieser Uebergangsperiode; man läßt sie plötzlich von
dem Genusse der Milch zu jenem schwerer und hitziger Nahrungsmittel übergehen, während man noch
durch mehrere Monate eine ganz besondere Nahrung

für sie bereiten sollte, welche ihren zarten Organen
entsprechend ist. Vier oder fünf Mahlzeiten im Tage
aus Nahrungsmitteln, die wir oben angegeben haben,
zusammengesetzt, regelmäßig zu denselben Stunden
gehalten, während man in der Zwischenzeit den Kindern nichts als Wasser zu trinken gibt; das ist die
Lebensordnung, welche man während der Periode
des Entwöhnens zu befolgen hat. Wie viel Kinder
würden vor Krankheiten und vor dem Tode geschützt
sein, wenn diese Regel streng beobachtet würde.

Von den schwer verdaulichen Speisen, fettem
Fleisch, schwerem Brot, gebackenen fetten Mehlspeisen,
unreifem Weizen, den sogenannten grünen Kernen,
Hülsenfrüchten und erhitzenden Gewürzen hat man
die Kinder sorgfältig zu hüten.

Es gibt keinen Abschnitt des kindlichen Lebens,
welcher an schweren Entzündungen des Ernährungskanals reicher wäre, als die Zeit des Entwöhnens.
Dieses sollen die Mütter nicht vergessen und ihre
Wachsamkeit verdoppeln, um rechtzeitig den geringsten
Störungen zu begegnen, welche sich in der Thätigkeit
des Magens und der Gedärme äußern. Oft wird
eine einfache Aenderung in der Lebensweise des Kin-

des hinreichen, um eine Entzündung in ihrem Be=
ginne aufzuhalten, welche gefährlich werden könnte,
wenn sie ihrem freien Laufe überlassen bliebe. Sobald
das Kind Kolikschmerzen, Durchfall bekömmt, sobald
seine Fäcalstoffe, ohne selbst flüssig zu sein, nicht
mehr ihr gewöhnliches Aussehen haben, einen stär=
keren Gestank verbreiten, sobald man darin Reste
von schlecht verdauten Nahrungsmitteln entdeckt, der
Mund wärmer, der Athem riechend, der Appetit un=
regelmäßig ist, so soll man gleich die Menge der
Nahrung vermindern und dem Kinde kühlende Ge=
tränke geben. Gewöhnlich schenkt man den kleinen
Unordnungen, die wir eben aufgezählt haben, keine
Aufmerksamkeit, oder man schreibt sie den Würmern
und Zähnen zu. So lange das Kind nicht aufge=
hört hat zu spielen, zu essen, wird man über die
Größe seines Unwohlseins gar nicht beunruhigt.
Man läßt deshalb den Herd der Reizung sich in
voller Freiheit ausbreiten, bis die Entzündung mit
ihrer ganzen Heftigkeit und allen ihren Gefahren
ausbricht. Wir haben aufmerksame Mütter gekannt,
deren Sorgfalt stets über die geringste Trübung
wachte, welche in der Verdauungsthätigkeit ihrer

Kinder entstehen könnte. Jeden Tag z. B. unter=
ließen sie es nicht, ihr Augenmerk auf die entleerten
Darmstoffe zu werfen, um aus ihrem Aussehen zu
bestimmen, ob die Verdauung gehörig vor sich ge=
gangen ist. Man wird vielleicht eine solche Vorsicht
lächerlich und übertrieben finden. Was uns betrifft,
so haben wir sie immer bewundert. In der That
haben wir immer gesehen, daß diese wachsamen
Mütter durch weise, bei dem geringsten Zeichen von
Verdauungsstörung bei ihren Kindern rechtzeitig ge=
troffenen Maßregeln von den so theuren Wesen
unfehlbar schwere Krankheiten abgewendet haben,
welche so viele Opfer in den Familien fordern, wo
man es unterläßt, auf irgend eine Art die Ver=
dauungsthätigkeit der Kinder mit einer so kleinlichen
Aufmerksamkeit zu überwachen.

Bevor wir dieses Kapitel verlassen, wollen wir
noch einige Worte über die vielgepriesenen Nahrungs=
stoffe für Kinder, als: Arrowroot, die verschiedenen
Breie aus Zwieback, Weizenmehl, Himmelthau u. s. w.
anführen.

Das Arrowroot unterscheidet sich von der Kar=
toffelstärke nur dadurch, daß es aus kleineren Körn=

chen besteht und mit kochendem Waſſer einen dün=
neren Kleiſter bildet. Es iſt nichts anderes als Stärk=
mehl. Stärkmehl aber vertritt nur die Gruppe der
ſtickſtofffreien organiſchen Nahrungsſtoffe und zwar
in dieſer die Fettbildner. Da nur die Fettbildner
allein das Leben nicht erhalten können, ſo vermag
Arrowroot, mit bloßem Waſſer angemacht, die ver=
ſchiedenen weſentlichen Stoffe des Blutes nicht zu
erſetzen. Mit einem Brei von Arrowroot und Waſſer
kann man die Kinder wohl zu Tode füttern, ernähren
kann man ſie damit nicht, und manches Kind iſt als
ein trauriges Opfer dem beklagenswerthen Irrwahn
erlegen, daß das vielgeprieſene Arrowroot für ſich
allein ein vollſtändiges Nahrungsmittel iſt. Es dient
nur zur Bildung von Fett und wird nur von kräf=
tigem Magen gut verdaut.

Zwieback, Weizenmehl, Himmelthan oder Man=
nagrütze u. ſ. w. mit Milch zu einem Brei gekocht,
ſind wohl im Stande vollſtändige, aber für Kinder
nicht zuträgliche Nahrungsmittel zu liefern, weil ſie
von ihnen nicht gehörig verdaut werden, daher das
Blut und andere Körperſäfte mit ſchlecht verähn=
lichten Stoffen überfüllen, die Anlage zu Scrofel=

5 *

leiben fördern und bei jungen Kindern alle oben angegebenen Folgen der Ueberfütterung nach sich ziehen.

5. Ernährung in der zweiten Kindheit.

Die zweite Kindheit beginnt mit dem 3. Jahre und endet mit dem Jünglingsalter.

Die Grundsätze, welche wir für die Ernährung des Kindes während der Säugung und des Entwöhnens aufgestellt haben, sind vollständig auf die zweite Kindheit anwendbar. In der That nehmen die Fehler, welche man in der Leitung der Diät des Kindes während dieser Periode seines Daseins begeht, in demselben Vorurtheil ihren Ursprung, welches so oft die Gesundheit des jungen Wesens während der Säugung und der Entwöhnung zu stören pflegt. Entweder gibt man dem Kinde zuviel zu essen oder die Nahrungsmittel, welche man ihm reicht, stehen nicht in Beziehung zu seiner Natur, oft sind diese zwei Uebelstände vereint.

Die Folgen, welche daraus für die Gesundheit entstehen, unterscheiden sich in nichts von jenen, welche

Beispiel der Ernährung in der ersten Kindheit.

Alter	Anzahl der Zähne	Nahrung
Ein neugebornes Mädchen		Muttermilch.
1 Monat 14 Tage		Wegen geringer Milchsecretion der Mutter auch Kuhmilch mit zwei Theilen Wasser verdünnt.
5 Monate		Keine Muttermilch, bloß Kuhmilch mit der Hälfte Wasser verdünnt.
7 Monate	1 untern Schneidezahn	Anstatt des Trinkens der Milch um 1 Uhr Mittags Fleischbrühe.
8 Monate	2 untere Schneidezähne	detto
9 Monate	2 unt. 1 obere Schneidezähne	detto
10 Monate	2 unt. 2 obere Schneidezähne	Nebst der Kuhmilch um 1 Uhr und 5 Uhr Nachmittags Fleischbrühe.
12 Monate	8 Schneidezähne	detto
14 Monate	8 Schneide- und 2 Backenzähne	7 Uhr Morgens ungewässerte Kuhmilch mit Semmel; 11 Uhr gebratene Äpfel mit Semmel; 1 Uhr eingekochte Suppe und Gemüse, oder leichte Mehlspeise; 5 Uhr Milch mit Semmel, zum Getränke Wasser.
16 Monate	8 Schneide- und 4 Backenzähne *	11 Uhr auch frisches rohes Obst, 1 Uhr auch gebratenes oder eingemachtes Kalb- oder Hühnerfleisch.
18 Monate	8 Schneide- 4 Backen- 1 unt. Eckzahn	11 Uhr Obst, Honig, oder Butterbrod, 1 Uhr Suppe, Fleisch mit Sauce oder Gemüse, Milch- oder Mehlspeise.
21 Monate	8 Schneide- 4 Backen- 4 Eckzähne	detto
27 Monate	8 Schneide- 6 Backen- 4 Eckzähne	Die gewöhnliche Nahrung der Erwachsenen mit der Ausnahme von Kaffee, Bier, Saucen Gewürzen u. s. w.
30 Monate	8 Schneid- 4 Eck- 8 Backenzähne	detto

wir in den zwei ersten Perioden des kindlichen Alters bezeichnet haben.

Eine höchst verderbliche Verwöhnung ist es, den Kindern zu jeder beliebigen Zeit, wenn ihr leicht zu kitzelnder Gaumen nach Nahrung oder Leckereien verlangt, zu willfahren.

Denn wie die Bildung aller Absonderungen Zeit braucht, so sind auch die Verdauungsflüssig- keiten, Speichel und Magensaft, Galle und Bauch- speichel nur dann in hinlänglicher Menge zu den Mahlzeiten vorhanden, wenn man den Verdauungs- drüsen Zeit läßt, sie von dem einen bis zum andern Mahle zu bereiten und zu sammeln. Sonst fehlt die erforderliche Kraft der Verdauungsthätigkeit gerade zu der Zeit, wo die nützlichsten Nahrungsmittel, Suppe und Fleisch gereicht werden. Bei Tisch kla- gen die Kinder über Mangel an Eßlust, und wenn sie nicht essen, dann entbehrt das Blut der besten Nahrungsstoffe, oder wenn sie zum Essen gezwungen werden, dann erzeugt die mangelhafte Verdauung träge, schwächliche Kinder.

Eine zu reichliche oder zu reizende Nahrung beschwert auch den Magen und die Gedärme, erhitzt

dieselben in der Länge der Zeit und ruft die Ent=
zündung hervor. Da der Verdauungsapparat zur
Verarbeitung einer zu seinen Kräften unverhältniß=
mäßigen Menge von Nahrungsstoffen nicht hinreichen
kann, so entgeht ein Theil dieser Stoffe der Ver=
dauung, gährt und zersetzt sich im Innern des Kör=
pers; es entstehen daraus neue Produkte, welche
den Darm bei ihrem Durchgange reizen und die
durch die Erschöpfung der Organe hervorgerufene
entzündliche Anlage erschweren. Zu reichliche und zu
häufig wiederholte Mahlzeiten führen eine übermäßige
Menge von Säften in den Kreislauf ein, welcher
Säfteüberfluß zu verschiedenen Krankheiten führen
kann.

Es ist jedenfalls nothwendig hier eine wichtige
Unterscheidung fest zu stellen. Die Folgen einer feh=
lerhaften Ernährung machen sich nicht in allen Epo=
chen der zweiten Kindheit in demselben Grade fühl=
bar. Die Entzündungen der Verdauungsorgane, so
gefährlich und so häufig während der Säugung und
der Entwöhnung, treten bis zu dem Alter von fünf
oder sechs Jahren noch genug zahlreich auf; aber sie
verlieren allmälig von ihrer Wichtigkeit in dem Maße

als sich das Kind dem siebenten Jahre nähert. Vom 7. Jahre an bis zur Mannbarkeit werden sie viel seltener und fordern beinahe keine Opfer mehr. Die Verdauungsorgane haben mehr Widerstands- kraft erlangt. In dem Maße das Kind wächst und erstarkt, findet es sich unter Lebensbedingungen ver- setzt, welche von jenen der ersten Kindheit abweichen; die beständige Bewegung, die unaufhörliche Thätig- keit der Kinder in diesem Alter, das raschere Wachs- thum des Körpers, eine besser geregelte Ernährungs- weise, welche sich jedes Jahr mehr und mehr jener des Erwachsenen nähert, sind Umstände, welche eine gleichmäßigere Vertheilung der allgemeinen Reizbar- keit unter alle Organe des Körpers herbeiführen und verhindern, daß sie sich im Verdauungskanale an- häuft. Aber der letzte Uebelstand, welchen wir als die Folge einer zu reichlichen Nahrung bezeichnet haben, der Zustand von Säfteübermaß kann sich in jedem Alter der zweiten Kindheit entwickeln. Ein Kind von 12 Jahren, das ein großer Esser ist, wird immer mehr geneigt sein, von allen entzündlichen Krankheiten heimgesucht zu werden, als ein Kind, welches an eine mäßige und geregelte Diät gewöhnt

ift; und wenn die Entzündung in einem seiner Organe ausbricht, so wird sie darin viel schnellere und
gefährlichere Verwüstungen anrichten, als bei einem
Kinde, dessen Körper nicht mit Blut und Säften
überfüllt ist.

Aber setzen wir voraus, daß ein Kind, welches
gewöhnt wurde, viel zu essen, dermaßen stark ist,
daß seine Gesundheit allen Krankheitsursachen, welche
aus einer solchen Lebensweise entstehen, widersteht,
wird diese nicht wenigstens einen verderblichen Einfluß auf seine moralische Erziehung haben? Die
Bildung des menschlichen Wesens ist so beschaffen,
daß es unmöglich ist, daß ein Theil unseres Körpers
sich einem Uebermaß von Thätigkeit überläßt, ohne
Nachtheil für die anderen. Wenn der Magen beständig arbeitet, wird das Gehirn in Unthätigkeit versetzt. Ihr werdet ein gefräßiges Kind, welches nur
aus Essen denkt, selten sehen, daß es sich durch sittliche
und geistige Fähigkeiten auszeichnet. Nichts macht
das Gehirn träger, den Ideengang langsamer und
schwieriger, die sittlichen Gefühle seltener und gemeiner, als die Gewohnheit den Magen mit einer zu
großen Menge von Speisen zu beladen. Wachet

also frühzeitig darüber, daß euere Kinder nur so viel genießen, als es für die Erhaltung und das Wachsthum des Körpers gerade nothwendig ist, damit die thierischen Verrichtungen bei ihnen nicht ein ungünstiges Uebergewicht erlangen und dem Seelenorgane den Theil von Lebenskraft entziehen, deren es zur Ausbildung der edleren und höheren Fähigkeiten der menschlichen Natur benöthiget.

Welche sind die Nahrungsmittel, welche in der zweiten Kindheit am zuträglichsten sind? Man begegnet den widersprechendsten Begriffen über diesen Gegenstand bei den gewöhnlichen Leuten. Die Einen ernähren ihre Kinder vorzugsweise mit Gemüse, Früchten, Milch, mit einem Worte mit Pflanzenkost. Die Anderen verbannen im Gegentheil diese Lebensweise als zu schwächend, wollen nur von Fleischspeisen sprechen hören und machen ihre Kinder zu kleinen Fleischfressern. Diese zwei Ansichten sind falsch, weil sie ausschließend sind. Fragen wir die Natur.

Der Kauapparat des Menschen bietet einen doppelten Charakter dar, er besitzt Zähne, um die Fleischfaser zu zerschneiden und zu zerreißen, es sind die Schneide- und Eckzähne; er besitzt auch andere,

welche zum Zermalmen geschickt sind, das sind die
Mal= oder Backenzähne.

Man muß daraus schließen, daß ihn die Na=
tur so gebildet hat, um ausschließlich weder ein Pflan=
zen= noch ein Fleischesser zu sein; seine Nahrung soll
sowohl aus dem Pflanzen= als auch aus dem Thier=
reiche herstammen. Aber während der Erwachsene
nur acht Schneidezähne und vier Eckzähne besitzt,
ist er mit 20 Malzähnen versehen, deren Bildung
zum Zermalmen der Nahrungsstoffe bestimmt ist.
Was soll man aus dieser Thatsache anderes schlie=
ßen, als daß die Nahrung des Menschen zugleich
verschiedenartig sein soll; die Natur lehrt uns, daß
die Nahrung aus dem Pflanzenreiche den größeren
Theil ausmachen soll.

In der That, wenn wir die Erfahrung befra=
gen, so sehen wir, daß die blühendsten Gesundheits=
zustände sich bei Individuen in jener Lebensweise
finden, deren größten Theil die Pflanzenkost aus=
macht, sogar bei denjenigen, die sich ausschließlich
mit Vegetabilien nähren.

Wir wissen auch mit Zuverlässigkeit, sagt For=
ster, daß Sanftmuth, Liebe und Fühlbarkeit des Her=

zens die hervorstechenden Charakterzüge sind des Menschen, der von der Brotfrucht lebt. Und wenn wir bedenken, daß auch jetzt noch die Hirtenvölker die mildesten sind, daß sich der Charakter der Raub=thiere durch die Gewöhnung an gemischte oder pflanz=liche Nahrung besänftigen läßt, warum sollte es da märchenhaft lauten, wenn man der Hirtenvölker edle Sanftmuth und friedliche Milde in Zusammen=hang bringt mit der Milch und den Früchten, die sie genossen?

Einem über zwei Jahre alten Kinde können abwechselnd Milch, Fleisch, Fleischbrühe mit Wei=zenbrot, Reis, Sago u. s. w., ungegohrene Mehl=speisen, — Gartengewächse, wie Möhren, grüne Bohnen, Schotten, Spinat, gekochter Salat, Kohl=rüben u. s. w., gekochte oder frische süße Obstarten gereicht werden. Das einzige Getränk soll reines Quell= oder Brunnenwasser ausmachen.

Der Arzt gleicht gewissermaßen dem Künstler. Gleich wie der letztere unaufhörlich die Natur stu=diert, um darin die absolute Schönheit, den Typus des Schönen zu entdecken, um darnach seine Werke nachzubilden, eben so soll der Arzt als genauer

Beobachter der Natur nach dem Vorbilde der Ge=
sundheit forschen, damit er bestimmen kann, unter
welchen Bedingungen es sich entwickelt und aus einer
solchen Entdeckung die Grundsätze feststellen lernt,
welche die physische Erziehung des Menschen im Kin=
desalter leiten sollen.

Nach einem schönen Weibe ist ein hübsches,
von Kraft und Gesundheit strahlendes Kind der Ge=
genstand, den wir unter den Werken Gottes am
meisten bewundern. Als Vorbild der Schönheit dien=
ten dem italienischen Mahler Albano seine eigenen
zwölf Kinder. Seine Bilder sind von Porträten
derselben, als lebendige Modelle, von denen er stets
umgeben war, erfüllt. Sie stellen in den religiösen
Gegenständen die Engeln und in den mythologischen
Bildern die Liebesgötter dar.

Wir haben eine Familie kennen gelernt, welche
uns sehr oft an jene des Albano erinnerte, wenn
nicht in Beziehung der Schönheit, doch wenigstens
in Hinsicht der Gesundheit. Sie besteht aus eilf
Kindern, sieben Mädchen und vier Knaben; die Mut=
ter eine ordnungsliebende und verständige Frau,
mit einer bemerkenswerthen physischen und morali=

schen Bildung begabt, hat kein einziges von ihnen durch den Tod verloren. Wir haben in diesen Kindern alle Kennzeichen jener musterhaften Gesundheit gefunden, deren Anblick den Arzt erfreut und auf ihn denselben Eindruck macht, wie der Anblick des Schönen auf den Geist des Künstlers. Wir empfinden jedes Mal ein wahres Glück, wenn wir die Gelegenheit haben vor der Gruppe dieser frischen und rosigen Cherubims umgeben zu sein; es kommt uns vor, als wenn wir uns in der Mitte belebter Blumen befinden würden. Wir bewundern die gelockten wallenden Haare, welche ein anmuthiges Gesichtchen umrahmen, aus dem ein treuherziges Lächeln die Gesundheit und das Wohlbehagen hervorstrahlen läßt; die wie Rosenknospen rothen Lippen, den reinen Athem, die wie Elfenbein weißen Zähne, welche keine Kruste von Weinstein, kein kariöser Fleck verunstaltet, als eine doppelte Reihe in dem korallenfarbigen Zahnfleisch eingefaßt; die zarte sammtartige Haut, deren gleichmäßige Weiße kein rother Fleck, kein Knötchen unterbricht; die gerundeten Glieder mit festen und kräftigen Muskeln. Man glaubt vielleicht, daß diese Kinder reichen

Eltern angehören, daß sie in der ausgesuchtesten Bequemlichkeit erzogen und mit leckeren Gerüchten genährt werden. Es ist nichts von allem dem. Es handelt sich ganz einfach von einer Familie der Landwirthe, deren ganzer Reichthum ihre Arme ausmachen. Das Haus, welches sie bewohnt, ist in einem der Gesundheit zuträglichen Zustande, auf einem trockenen Boden gelegen, mit der größten Reinlichkeit gehalten, vortrefflich gelüftet und empfängt ein reichliches Licht durch eine hinreichende Zahl von Fenstern. Die Kinder spielen von früh bis Abends vor dem Thore, in freier Luft und in der Sonne, wenn sie ihre Eltern nicht auf die Felder begleiten. Will man aber wissen, welche ihre Nahrungsweise ist? Denn das ist der anziehendste Punkt für uns.

Höret, wie sie das ganze Jahr hindurch genährt werden: Des Morgens bekommen sie einen Brei von Mais, zu Mittag ein Stück trockenes Brot, am Abend eine Suppe. Auch bekommen sie davon nicht nach Willkühr, denn die Mutter trägt große Sorge dafür, einem jeden von ihnen den seinem Alter angemessenen Antheil zu verabreichen. Selten bekom-

men sie Fleisch und Wein, welches nur bei besonderen Gelegenheiten geschieht.

Wir haben niemals diese Familie von einer
schweren Krankheit heimgesucht gesehen.

Das Beispiel, welches wir eben angeführt haben, beweiset, daß eine ausschließlich vegetabilische
Kost die Kinder unter unserem gemäßigtem Klima
zu einer vollkommnen Gesundheit führen kann. Soll
man daraus schließen, daß das Fleisch und überhaupt die Speisen aus dem Thierreiche bei der Diät
der Kinder zu meiden sind? Das ist durchaus nicht
unsere Ansicht. Wir begegnen oft in den Familien,
wo Wohlstand und Reichthum herrschen, Kindern,
die ganz anders genährt werden, als jene, von denen wir gesprochen haben und welche sich einer aus-
gezeichneten Gesundheit erfreuen. Aber die folgende
Thatsache ist häufiger in den Städten als auf dem
Lande zu beobachten. Da die Nahrungsweise, welcher die Kinder in den Städten unterzogen sind, viel
reizender ist, so zeigen sich viel gewöhnlicher Hautausschläge, Entzündungen sowohl im Innern des
Körpers als auch in seinen äußern Theilen. Der
Mund ist gewöhnlich wärmer, der Athem weniger

rein, oft übelriechend, besonders des Morgens im
nüchternen Zustande. Man begegnet selten Kindern
von 5 bis 6 Jahren, welche alle ihre Zähne un=
schadhaft hätten; nichts ist im Gegentheil gewöhn=
licher, als sie schon im zartesten Alter schwärzlich und
angefressen zu sehen.

Wir hören jeden Augenblick die Leute sich darü=
ber beklagen, daß die Kinder nicht mehr gute Zähne
haben und die Aerzte über die Ursache davon be=
fragen. Dieß kommt von einer zu erhitzenden und
zu kräftigen Ernährungsweise, welche man die Kin=
der befolgen läßt und von dem Mangel jedweder
Ordnung in ihrer Diät.

Wenn ein Kind den ganzen Tag ißt, wenn man
keine Wahl in seinen Nahrungsmitteln trifft, und
wenn dann sein Verlangen, wie es gewöhnlich ge=
schieht, auf Sachen sich richtet, die schmackhafter
sind, auf Speisen, die den Gaumen im hohen Grade
kitzeln, so wird sein Mund der Sitz einer fortwäh=
renden Ueberreizung; es folgt ein Uebermaß örtli=
cher Wärme daraus, welche die natürliche Absonde=
rung ändert, den Speichel und den Schleim der
Mundhöhle schärfer macht und diese der Art verän=

derten Säfte, indem sie beständig den Schmelz der
Zähne bespühlen, beißen ihn auf und zerstören ihn
in der Länge der Zeit. Wenn diese Erhitzung des
Mundes sich nur während des Tages fühlbar machen würde und wenn derselbe die ganze Nacht für
sich hätte, um auszuruhen und in seinen natürlichen
Zustand zurück zu kehren, so wären die Folgen, die
wir eben bezeichnet haben, weniger empfindlich. Aber
man hat in vielen Familien die schlechte Gewohnheit, die letzte Mahlzeit in eine späte Stunde des
Abends zu verlegen; gewöhnlich legt sich das Kind
mit einem vollen Magen zu Bette; es verdaut während seines Schlafes; dieser ist unruhig, oft von
Alpdrücken, schweren Träumen, mehr oder weniger
lebhafter Wärme begleitet, auf welche Schweiß folgt
und das Kind erwacht des Morgens mit einem warmen Munde, einer mehr oder weniger belegten
Zunge, einem unangenehmen stinkenden Athem. Die
letzte Mahlzeit der Kinder sollte immer wenigstens
zwei Stunden vor dem Schlafengehen gehalten werden und aus einer leicht verdaulichen Speise in
mäßiger Menge bestehen, wie aus einer Suppe oder
einer Tasse Milch. Wenn ihr diese Methode befolgt,

so werdet ihr dem Kinde eine ruhige Nacht, einen friedlichen Schlaf verschaffen, während welchen die Haut ihre milde Temperatur behält; ihr werdet ihm die Schweiße ersparen, welche es schwächen und gefährlichen Verkühlungen aussetzen und des Morgens bei seinem Erwachen werdet ihr den Mund frisch und den Athem rein finden.

Noch jetzt ist im Volke der Glaube, daß Zucker die Zähne verderbe, allgemein verbreitet. Moleschott sagt darüber Folgendes: Der Zucker ist unendlich besser als sein Ruf. Seitdem man die Zusammensetzung der Milch erkannt hat, hätte billig der Zucker von dem bösen Leumund freigesprochen werden sollen, der ihm seit Jahrhunderten anklebt. Ueble Nachrede läßt immer etwas hängen. Blendend weiß sind die Zähne der Neger in den westindischen Kolonien und was ein ganzer Stamm beweist, der sich auszeichnet durch die reichliche Zuckermenge, die er verzehrt, wiederholen die Beispiele vieler einzelner Menschen. Eine Vermehrung des phosphorsauren Kalkes ist der Haupttheil der Entwickelung, welche die Knochen der Kinder zu erleiden haben.

Milchsäure löst den phosphorsauren Kalk der

Nahrungsmittel, und indem der Zucker mittelbar diese Lösung unterstützt, erleichtert er die Zufuhr des Kalkes in die Zähne. Deshalb löse man den Bann, der den Zucker in der Kinderwelt drückt. Die Zähne gefährdet er nicht, sondern hilft sie mit Kalk versorgen. Dem Magen bringt er Nutzen, wenn er nicht in Uebermaß genossen Milchsäure erzeugt. Man hüte sich vor Zuckerwerk mit giftigen Farben, und lasse den Kleinen ihre Freude, dem Christbaum seinen Reiz.

Die Uebelstände, welche wir oben als die Folge einer zu reichlichen oder zu reizenden Nahrung beschrieben haben, sind sehr unangenehm, aber sie sind unbedeutend im Vergleiche der Zufälle, welche unter denselben Einwirkungen entweder die gesammte Konstitution oder ein edleres inneres Organ treffen. Der Säfteüberfluß mit allen seinen Folgen, die Entzündungen des Darmkanals in allen Graden, in allen Formen, sind der gewöhnliche Ausgang der mangelnden Ordnung und Auswahl in der Art die Kinder zu ernähren.

Aber dennoch wird man sagen, sieht man alle Tage Kinder, welche keine Lebensordnung befolgen

und welche sich dabei nicht schlechter, als andere be=
finden. Es gibt in der That so kräftige Organi=
sationen, welche Allem widerstehen, aber sie sind nichts
weniger, als zahlreich, überdieß gebe man darauf
Acht, das Kind kann durch eine längere oder kür=
zere Zeit eine unmäßige oder erhitzende Kost vertra=
gen, ohne daß seine Gesundheit getrübt wird; aber
der Widerstand der Organe endet mit der Erschö=
pfung und wenn er seinem Ende zueilt, so beginnt
die Krankheit. Nach unserer Ansicht soll die Nah=
rung in der zweiten Kindheit verschiedenartig und
aus einem Wechsel von Pflanzen= und Fleischspei=
sen bestehen; aber die Ergebnisse, aus der Prüfung
der Zahnbildung und aus den Lehren der Erfahrung
geschöpft, haben uns die Ueberzeugung beigebracht,
daß es nützlich ist, daß die Vegetabilien den größe=
ren Theil der Nahrung älterer Kinder ausmachen.
Wollen wir gleich einem Einwurfe begegnen, wel=
chen man an uns zu richten nicht ermangeln wird.
Die Regel, welche sie eben vorgezeichnet haben,
wird man uns sagen, kann für kräftige Kinder nütz=
lich sein; aber verhält es sich eben so bei schwachen
und lymphatischen Kindern? Muß man nicht diesen

eine kräftigere, reizendere Nahrung geben, um in ihnen die Lebenskraft zu beleben und ihre Konstitution zu verbessern?

Das ist die Schlußfolgerung, welche die gewöhnlichen Leute und eine große Zahl von Aerzten machen. Die Fleischdiät erfreut sich gegenwärtig einer übertriebenen Gunst. Man füttert die Kinder mit saftigen Fleischspeisen, die man oft mit Wein bereitet unter dem Vorwand, ihnen ein reiches Blut und jedenfalls eine kräftige Konstitution zu verschaffen; man fürchtet ihre Säfte zu verderben, wenn man sie Milch, Mehlspeisen, Früchte, Gemüse u. s. w. genießen ließe. Die Mode, diese Weltbeherrscherin, hat dieses System unter ihren Schutz genommen und es wird so lange, als die Laune der Mode dauern. Was uns betrifft, so verwerfen wir es aus allen unsern Kräften.

Wir haben davon beklagenswerthe Folgen gesehen. Welche sind die Subjekte, welche man vorzugsweise dieser feuerigen Kost unterwirft? Es sind lymphatische Kinder mit feiner Haut, mit zarten Muskeln. Man macht sich allgemein eine sehr falsche Vorstellung von der Art, in welcher sich die

Reizbarkeit bei der Mehrzahl der lymphatischen Subjekte verhält. Man bildet sich ein, daß sie in gewisser Hinsicht nur träge und unempfindliche Wesen
sind, auf welche nichts einen Eindruck macht, welche
man nur kitzelt, wenn man sie schindet, wie es
Montesquieu von gewissen Menschen des Nordens
sagte. Das ist ein grober Irrthum, welcher in der
Praxis traurige Folgen nach sich zieht. Nichts ist
gewöhnlicher, als lymphatische Subjekte mit einem
voluminösen Gehirn, dem zu Folge mit größerer
Verstandeskraft und mit einer der Gehirnentwicklung
verhältnißmäßigen Summe von Empfindlichkeit begabt. Je zarter und schwächer der Körper gebildet
ist, desto eher wird er bei einer zu reizenden und
zu reichlichen Diät von Krankheiten aller Art befallen. Gerade bei solchen Kindern ist es nöthig, daß
man die Regeln, welche wir in Hinsicht der Ernährungsweise vorgezeichnet haben, mit der größten
Strenge befolgt. Eine Abweichung in der Diät,
welche ein kräftiges Subjekt siegreich bestehen wird,
kann für ein schwächliches Kind tödtlich werden.

Setzet in eine starke Erde, in einen zu dichten
Boden eine Pflanze, deren dünne Wurzeln ein locke-

res Erdreich durchbohren können, so werdet ihr sie
bald verwelken sehen. Ebenso wird ein Kind mit
einem zarten Körperbau, mit beinahe durchscheinen=
den Häuten, seine Kräfte bei der Verdauung der zu
starken Nährmittel abnützen, mit welchen ihr seinen
Magen beschwert. Die reizende Diät wird es auf=
zehren, anstatt zu stärken. Gebet ihm vielmehr eine
milde, leicht verdauliche Nahrung, welche der Kraft
seiner Verdauungswerkzeuge angemessen ist, und wenn
ihr ihm kräftigere Speisen geben wollt, so traget Sorge
dafür, daß es nur eine kleine Menge davon auf
einmal zu sich nimmt; schonet seine Organe. Indem
ihr sie zu einer Arbeit zwingt, zu der sie unfähig
sind, so werdet ihr bald der Erschöpfung Leiden und
Krankheit folgen sehen.

Es gibt aber eine Art von lymphatischer Kon=
stitution, welcher die reizende und kräftige Diät von
großem Vortheil sein kann. Dieß ist der Fall bei
lymphatischen Kindern ohne nervöser Reizbarkeit; es
sind apathische, unempfindliche Subjekte, welche nichts
aufregt, welche ein träges Blut, erschlaffte Nerven
haben und langsam in der Bewegung sind.

Nichts ist naturwidriger, als alle Kinder ohne

Unterschied und besonders solche der nämlichen Le=
bensweise zu unterziehen, welche ungeachtet der Zart=
heit ihrer Konstitution lebhaft und reizbar sind und
in hohem Grade die sogenannte reizbare Schwäche
an sich tragen, das ist die nächste Anlage zu aller
Art von Unpäßlichkeiten.

Es ist leicht zu beweisen, daß der Gebrauch
gegohrener Getränke dem Menschen, der sich einer
guten Gesundheit erfreut, nicht nöthig ist, und daß
ihm derselbe nur in Ausnahmsfällen nützt. Diese
Wahrheit ist noch anwendbarer auf das Kind, bei
welchem die Lebenskräfte so viel Lebhaftigkeit und
Energie entfalten, daß ihm die Reizmittel gänzlich
unnütz sind.

Es herrscht dennoch bei manchen Leuten das
Vorurtheil, daß es gut ist, den Kindern Wein zu
geben, um ihre Konstitution zu kräftigen. Glaubt
man denn, daß das Feuer ein Gefäß, unter wel=
chem es angezündet wurde, stärker macht? Indem
es dasselbe erhitzt, verkohlt und allmälig abnützt,
ebenso wirken die geistigen Getränke auf den mensch=
lichen Körper und viel heftiger auf den des Kindes,
dessen Gewebe weniger widerstandsfähig sind. Die

Fälle, in denen der Wein den schwachen Kindern nützlich sein kann, sind überaus selten. Es sind nicht die erregenden Getränke und die kräftige Nahrung mit denen man die Konstitution schwächlicher Kinder umzugestalten im Stande ist. Die wahrhaften Mittel die Kinder kräftig zu machen sind die körperlichen Uebungen, der Genuß freier Luft und die Einwirkung des Sonnenlichtes. Die reine Luft ist das Hauptelement zur Erhaltung des Lebens. Betrachtet die Kraftentfaltung der Lebensthätigkeiten bei den Landleuten, welche nur vom schwarzen Brode leben und vergleichet die Stärke ihrer Konstitution mit der blassen Gesichtsfarbe, dem kränklichen Aussehen, den magern Gliedern der Stadtarbeiter, welche eine sitzende Lebensweise führen müßen und in Werkstätten arbeiten, wo die Luft verdorben ist und schlecht erneuert wird; obwohl die letzteren beinahe täglich Fleisch und vortreffliches Kornbrod genießen. Vergleichet ihre Kinder mit denen der Landleute, sie nehmen sich wie ein Rohr neben der Eiche aus.

Es ist nützlich, daß die Kinder ihre Mahlzeiten zu bestimmten Stunden halten und nichts in der Zwischenzeit genießen.

Mögen hier noch einige Worte über die Verdaulichkeit und Nahrhaftigkeit der Speisen nach der Lehre von Moleschott folgen:

Je reicher die Fleischgerichte an löslichem Eiweiß, je ärmer sie sind an Faserstoff und Fett, desto leichter sind sie verdaulich, wenn nicht andere Bestandtheile diese Eigenschaft aufheben. So ist das Fleisch von Tauben und Hühnern verdaulicher als Kalbfleisch, Kalbfleisch verdaulicher als die Muskeln von Ochsen, Hämmeln und Rehen.

Unter den Eingeweiden gibt es keine verdaulichere Speise als das Bröschen des Kalbes.

Fleisch, das nicht mit zu viel Fett gebraten ist, ist verdaulicher als gekochtes.

Weich gesottene Eier werden im Ganzen leichter gelöst als harte.

Brod, Reis, Mais sind weniger nahrhaft und schwerer zu verdauen, als Fleisch.

Die Kuchen sind der Gesundheit weniger zuträglich, als Brod.

Das Fett, das in der Butter, als Bestandtheil der Eier und Mandeln manchen Torten üppig beigemengt wird, macht vieles Backwerk so schwer ver-

daulich). Darum sind Mandeltorten oder Chokolade-
kuchen schwerer zu verdauen, als die meisten Obst-
kuchen und anderes Backwerk, denen Mandeln und
Kakao fehlen.

In der Verdaulichkeit halten die Hülsenfrüchte, wenn sie ohne Hülsen und Schalen genossen werden, die Mitte zwischen Fleisch und Brod.

Die Suppen der Erbsen, Bohnen und Linsen
soll man aus Regenwasser bereiten, und nach dem
Kochen, das die Schalen sprengt, durch den Haar-
sieb durchschlagen.

Die Gemüse allein können die Gewebe des
Körpers nur mangelhaft ernähren; aber eine nahrhafte
und leicht verdauliche Nahrung bildet die Verbindung
von Fleisch und Gemüse.

Die Wurzeln z. B. Rüben, Kartoffeln gehören wie die Gemüse und das Obst zu den wenig nahrhaften Speisen.

Das Obst wenig nahrhafter als die Gemüse,
weniger nahrhaft als die Kartoffeln, hat vor letzteren den Vorzug, daß es das Blut nicht mit Fett
überladet.

Kaffee, Thee und Chocolade.

Wenn ein sehr reichlicher Eiweißgehalt die Chocolade (auch Cacao) zu dem nahrhaftesten dieser drei Getränke macht, so ist es dem Fett zuzuschreiben, daß sie zugleich schwer verdaulich ist. Da indeß ihre würzigen Stoffe die Verdauung kräftigen, so ist immerhin eine Tasse Chocolade eine stärkende Labung, wenn die Verdauungswerkzeuge nicht allzu empfindlich sind.

Milch in Thee und Kaffee ist schwerer verdaulich, als wenn sie allein getrunken wird.

Ein Umstand, welcher der Butter einen ganz besondern Nutzen ertheilt, ist, daß sich Stärkmehl leichter in Fett verwandelt, wenn es mit etwas Fett, als wenn es allein genossen wird; daher ist Butterbrod ein Bedürfniß, das die unparteiische Wissenschaft anerkennt.

6. Eingeweidewürmer.

Gewöhnlich muß der Arzt, wenn er zum ersten Male ein krankes Kind besucht, von der Mutter oder den Verwandten hören, daß wahrscheinlich die Würmer oder die Zähne die Krankheit ihres

Kindes veranlaßt haben. Es vergeht kein Tag, wo der Arzt nicht mehreremal diese Worte von den Müttern vernehmen muß. Demnach werden Viele sich verwundern, wenn sie lesen werden, daß die Erfahrung und getreue Beobachtung uns zu der Ueberzeugung führte, daß die Würmer und Zähne nie, wie man es glaubt, Krankheiten bei Kindern verursachen.

Wenn es uns gelingen möchte, diese zwei Worte: Würmer und Zähne, aus dem Wörterbuche der mütterlichen Krankheitslehre zu streichen, so wäre damit ein großer Dienst der Menschheit erwiesen.

In der That, diese zwei Worte sind zwei betrügliche Hirngespinnste, zwei trügerische Grillen, welche die Zärtlichkeit der Mütter auf Abwege bringen, sie den wahren Ursprung der Leiden, welche ihre Kinder bedrohen, nicht erkennen und so eine kostbare, oft unwiederbringliche Zeit verlieren lassen, indem sie gegen ein Uebel, welches nur in ihrer Einbildung besteht, kämpfen, während der wirkliche Feind sein Zerstörungswerk in voller Freiheit fortsetzt.

Wir haben uns lange Zeit gefragt, woher die

so allgemein verbreiteten Vorurtheile in Bezug der
Würmer und Zähne stammen und wir haben endlich die einfachste und natürlichste Erklärung dessen
gefunden. Diese Irrthümer entspringen aus dem
Umstande, daß die Leute überhaupt und die Mütter
insbesondere nur jene Erscheinungen bemerken, welche
sich an den zwei Hauptöffnungen des kindlichen Körpers, dem Munde und dem After zeigen. Sie sehen
die Zähne, welche im Munde emporschießen, sie
sehen die Würmer, welche mit dem Darmkothe abgehen; ihre Einbildungskraft ist davon lebhaft erregt
und beschäftigt sich damit in ausschließlicher Weise.
Aber sie sind über das, was zwischen diesen zwei
Oeffnungen im Innern des Körpers vorgeht, in
völliger Unkenntniß; und doch sind die Vorgänge,
welche in der ganzen Ausdehnung der Organe stattfinden, die den Eingang und Ausgang des Er-
nährungskanales trennen, von weit größerer Wichtigkeit, als jene, welche an den zwei Oeffnungen
zum Vorscheine kommen. Aber die Leute können nur
das beobachten, was in ihre Sinne fällt; da die so
zahlreichen Lebensakte, welche im Innern des Körpers vor sich gehen, ihren Blicken gänzlich entzogen

sind, so konzentrirt sich ihre Aufmerksamkeit auf das,
was sie mit ihren eigenen Augen beobachten kön=
nen. Das ist sicher der Ursprung der Wichtigkeit,
welche die Zähne und Würmer bei den Müttern
erlangt haben.

Wir sehen einen Einwurf voraus. Man wird
uns sagen: Wir geben zu, daß die in der Medizin
unerfahrenen Personen leicht in den Irrthum ver=
fallen können, welchen sie angeben, aber woher kömmt
es, daß ein so großer Theil von Aerzten, welche
doch die innere Struktur des kindlichen Körpers
und die Funktionen seiner Organe kennen, selbst so
oft von Würmern und Zähnen sprechen?

Ja, wir bekennen es, diese Worte kommen nur
zu oft aus dem Munde der Aerzte. Wir wollen die
Gründe davon angeben. Eine große Zahl von Aerz=
ten besitzt nur eine unvollkommene Kenntniß der Kin=
derkrankheiten, deren Behandlung so schwierig und
so undankbar ist. Viele junge Aerzte verlassen die
Schule, ohne ein einziges krankes Kind untersucht
zu haben; sie haben sich begnügt die großen Spitä=
ler zu besuchen, wo man nur Erwachsene behandelt.
Und doch mit um wie viel zahlreicheren Schwierig=

keiten ist die Kinderheilkunde verknüpft, als jene des
erwachsenen Menschen, welcher über seine Gefühle
und über den Anfang der Krankheit Aufschluß geben
kann!

Der junge Arzt am Bette eines kranken Kindes angelangt, unterliegt wider Willen dem Einfluße
der Rede von Seite der Mutter, welche nicht ermangelt
ihm fertige Erklärungen über Würmer und Zähne zu
geben. Er nimmt sie aus Mangel eines Besseren
an, weil sein Geist in Ungewißheit schwebt; er kann
nicht in gleichem Maaße widersprechen; bald gewöhnt er sich selbst gleiche Erklärungen zu geben,
weil der Arzt am Ende doch eine Meinung ausdrücken muß und seine Verlegenheit nicht merken
lassen will. Er setzt dasselbe durch Gewohnheit und
Routine fort und kraft der Wiederholung derselben
Sache endet er damit selbst, fest daran zu glauben. Wie
viele Irrthümer sieht man nicht sich auf diese Art
der Leichtgläubigkeit der Menschen bemächtigen! Die
Mütter huldigen den Erklärungen, welche ihren
persönlichen Ideen schmeicheln und man geht von
beiden Seiten zufrieden gestellt auseinander. Die
Würmer und Zähne spielen beim Kinde dieselbe Rolle

wie die Nerven bei Erwachsenen. Alle Tage hört
man die Aerzte, wenn sie in Krankheiten um Rath
gefragt werden, deren wahren Ursprung sie nicht er=
gründen können, den Kranken versichern, daß seine
Schmerzen nervös sind. Wenn man einmal die
Krankheit den Nerven aufgebürdet hat, so ist Alles
damit gesagt und der Patient soll sich damit zufrie=
den stellen.

Im Beginne unserer ärztlichen Praxis, müssen
wir gestehen, waren wir über die Folgen der An=
wesenheit der Eingeweidewürmer nicht so aufgeklärt
wie heute. Wir standen, wie die Mehrzahl junger
Aerzte, noch unter dem Einflusse der herrschenden
Ideen und theilten sie bis zu einem gewissen Grade
mit. Aber die Erfahrung zögerte nicht lange uns
eines Bessern zu belehren und unter den verschiede=
nen beobachteten Fällen machte der folgende den
lebhaftesten Eindruck auf uns:

Ein Mädchen von 4 Jahren wurde durch
Branntwein vergiftet, welchen man ihr aus Unver=
stand gegeben hatte, um sich an seiner Trunken=
heit zu ergötzen. Aber die Folgen des berauschenden
Getränkes waren fürchterlicher, als man geahnt

hatte, denn das Kind hat einige Stunden nach deſ=
ſen Hinabſchlucken aufgehört zu leben.

Bei dem gerichtlichen Oeffnen der Leiche wurde
im Magen eine heftige Entzündung, durch die Auf=
nahme der weingeiſtigen Flüſſigkeit hervorgerufen,
gefunden; aber was uns beim Aufſchneiden des
Darmes beſonders auffiel, war die große Menge
von Spulwürmern, die ſich darin befand.

Die Zahl derſelben betrug weit über ſieben=
zig; der Darm war davon ſtellenweiſe ganz überfüllt.
Der Gedanke kam uns alſogleich ſich über die Wir=
kung zu unterrichten, welche eine ſo große Zahl von
Würmern auf die Geſundheit des Kindes konnte
ausgeübt haben.

Der Körper des Kindes war ſehr gut genährt.
Der Darmkanal von einem Ende zum andern mit
der größten Aufmerkſamkeit unterſucht, ergab nicht
die geringſte Veränderung, welche man der Gegen=
wart der Würmer zuſchreiben könnte.

Die Eltern und die übrigen Leute, welche das
Mädchen kannten, bezeugten einſtimmig, daß es ſich
bis zum Augenblicke der Branntweinvergiftung ſtets
der beſten Geſundheit erfreut habe.

Es hatte weder über Koliken, noch Appetitmangel, noch wunderliche Gelüste geklagt.

Es war ein gut genährtes, frisches, lebhaftes und heiteres Mädchen.

Und doch hatte dieses Kind eine zahlreiche Kolonie von Würmern in seinen Gedärmen beherbergt, bis es ein plötzlicher Tod mitten in der blühendsten Gesundheit dahinraffte. Man begreift leicht alle die Betrachtungen, welche dieser interessante Fall uns eingeben mußte.

Einige Monate später brachte uns der Zufall das Gegentheil dieser Beobachtung.

Eines Tages trat ein Mensch zu uns ins Zimmer, dessen Physiognomie eine heftige Gemüthsbewegung bekundete, er schien sehr aufgeregt und sprach uns mit folgenden Worten an:

— Herr, ich hatte nur einen Knaben, welcher meine ganze Freude und meine einzige Hoffnung ausmachte, mein Kind ist diese Nacht gestorben, ich komme sie zu ersuchen, daß sie es öffnen.

— Und aus welcher Ursache?

— Herr, mein Kind ist gestorben, weil es den Bauch mit Würmern angefüllt hat, und weil diese

**

Würmer ihm die Gedärme zerfressen haben. Ich habe es dem Arzte, der ihn behandelte, hundertmal gesagt, er wollte mir es nie glauben, und ließ mein Kind sterben, ohne ihm Wurmmittel gegeben zu haben. Ja mein Herr, dieß ist so wahr, daß man jetzt noch die Würmer durch die Bauchhaut bemerkt. Kommen sie ihn öffnen, ich beschwöre sie darum, ich will durchaus, daß die Frage aufgeklärt wird, damit, wenn ich später das Glück haben sollte, Kinder zu bekommen und sie auf ähnliche Weise erkranken, man bestimmt wisse, woran sich zu halten ist.

— Wie alt war ihr Kind?

— Fünf Jahre.

— Wie lang war es krank?

— Sechs Wochen.

— Und welche sind die Erscheinungen, die die Krankheit bezeichnet haben?

— Der Knabe hat angefangen einen launenhaften Appetit zu äußern; bald wollte er nichts essen, ein anderes Mal hat er ohne Maaß gegessen, er verlangte Speisen von schärferem Geschmack und es ekelte ihn sogleich, als er davon einmal genommen hatte; seine Zunge belegte sich, sein Athem

wurde übelriechend; seine Augen bekamen blaue
Ringe, sein Gesicht wurde blaß und faltig. Er rieb
sich jeden Augenblick die Nase. Er klagte oft über
Kolikschmerzen; seine Stuhlgänge wurden weniger
natürlich und mehr stinkend. Bald verlor er den
Appetit gänzlich; er fieberte, wurde bettlägerig, es
kamen immer heftigere Koliken, Durchfall und Auf=
treibung des Bauches hinzu. Was noch mehr beweist,
daß es die Würmer waren, ist der Umstand, daß er
im Anfange seiner Krankheit zwei erbrochen und
fünf oder sechs mit dem Stuhle entleert hatte. Man
hat ihn schnell abmagern gesehen, bis er an Er=
schöpfung starb. Ja mein Herr, ich vermochte den
Arzt nicht dahin zu bringen, ihm Mittel gegen die
Würmer zu geben; deßhalb wird man es mir nicht
aus dem Kopfe schaffen, daß es jene sind, die meinem
Kinde den Tod gebracht haben, und ich will mich um
jeden Preis davon überzeugen; ich bitte sie zu kommen.

Ich gehe gleich, sagte ich ihm, und zwar aus ei=
nem doppelten Grunde: Erstens um das Benehmen des
Arztes zu rechtfertigen, welcher sehr wohl daran that,
ihrem Wunsche nicht zu entsprechen, und zweitens um
ihnen den Verdacht, den sie haben, zu benehmen.

Ich sage ihnen voraus, nach der Beschreibung die sie mir von der Krankheit gemacht haben, ist ihr Kind einer Darmentzündung erlegen, und wir werden keinen einzigen Wurm im Bauche finden. Mein Kollege hatte Recht sich ihren Wünschen zu widersetzen, denn die Wurmmittel hätten die Entzündung nur gesteigert; dieß hieße Oel ins Feuer gießen, um es zu löschen, und ihrem Kinde jede Möglichkeit der Genesung nehmen. Kommen sie und sie werden mit eigenen Augen sehen, daß die Würmer, welche sie so lebhaft beschäftigen, nur in ihrer Einbildung existiren.

Diese so bestimmte Behauptung machte auf den von Schmerz befangenen Mann gar keinen Eindruck.

Wir gingen. Bei der Leiche des Kindes angekommen entblöste er plötzlich und fast mit krampfhafter Bewegung dessen Bauch.

Sehen sie, sagte er mir, sind das nicht Pakete von Würmern, die man durch die Haut bemerkt.

Der Unglückliche hielt für Wurmknäuel die Darmwindungen des Kindes, welche durch die dünnen Bauchdecken bemerkbar waren.

Eine Minute später erkannte er schon diesen

erften Irrthum, nachdem wir nach Eröffnung des Bauches die Gedärme bloßgelegt haben.

Wir ſchnitten dann den Darm auf und ſahen, daß er nicht den kleinſten Wurm enthielt; aber ſeine innere Fläche zeigte die untrüglichen Produkte einer Darmentzündung.

Wenn wir die zwei Beobachtungen, die wir eben berichtet haben, mit einander vergleichen, ſo finden wir im erſten Falle ein Kind, deſſen Gedärme eine ſehr beträchtliche Zahl von Würmern beherberg= ten, ohne daß dadurch ſeine Geſundheit getrübt wurde, ohne daß die Gegenwart derſelben ſich durch irgend ein Zeichen offenbart hätte; und im zweiten ein Kind, welches bei Lebzeiten alle Zufälle zeigte, welche man allgemein dem Einfluße der Würmer zuſchreibt; es kränkelte durch einige Zeit und unterlag endlich; beim Oeffnen der Leiche fand man nicht die geringſte Spur von Würmern in ſeinen Gedärmen.

Bevor wir zu der Nutzanwendung dieſer Be= obachtungen kommen, wollen wir noch die folgende Geſchichte erzählen. Vor einigen Jahren hielt ſich ein herumziehender Charlatan in einem ländlichen Flecken auf, er rief alle Familienmütter auf einen öffentlichen

Platz zusammen. Als die Versammlung genug zahl=
reich war, so fing er an dieselben mit pomphaften
Frasen anzureden; er schreckte sie durch die Behaup=
tung, daß alle ihre Kinder den Bauch mit Würmern
angefüllt haben; daß diese Thiere, wenn man nicht
darauf Rücksicht nimmt, ihnen die Gedärme anfressen
und sie tödten können. Als er sah, daß die Einbil=
dung dieser Frauen hinlänglich erregt war, so kün=
digte er ihnen an, daß er ein Wunderpulver unter
sie vertheilen wolle, dessen Kräfte Würmer zu tödten
unübertrefflich wären. Ich gebe es euch heute um=
sonst, sagte er, aber ich werde in fünf Tagen wieder
hieher kommen; lasset es inzwischen euere Kinder
nehmen, und bringet mir bei meiner Rückkehr alle
Würmer, welche sie werden entleert haben, ihr wer=
det euch über ihre Zahl verwundern. Alle diese Frauen
nahmen gierig das köstliche Mittel und unterließen
nicht einige Gaben davon ihren Kindern beizubrin=
gen. Diese entleerten eine Menge Würmer, welche
die Mütter sammelten, und als der Charlatan sei=
nem Versprechen gemäß zurückkam, so sah man von
allen Seiten Frauen, welche Pakete von Würmern
in Papier oder in Krautblättern eingewickelt tru=

gen, herbeilaufen. Nachdem der Charlatan die Menge
Würmer aneinandergereiht hatte, erhob er die großen
Eigenschaften seines Mittels bis in den Himmel,
erhitzte die Einbildungskraft seiner Zuhörerinnen
von Neuem, und als er an allen Gesichtern die
Ungeduld las, das wunderbare Mittel zu besitzen,
so kündigte er an, daß jedes kleine Päckchen davon
zwei Gulden koste, daß er aber, von dem Gefühle
der Menschlichkeit gegen das arme Volk bewogen,
ihnen die einzelnen Päckchen um den halben Preis,
nämlich um einen Gulden überlasse. Er setzte davon
über vierundzwanzig Päckchen in einigen Minuten ab.

Dieser Vorgang wurde für uns ein Gegenstand
sehr interessanter Beobachtung. Zuerst untersuchten
wir das Pulver, welches der Charlatan den guten
Leuten verkauft hat, und wobei er vorgab, daß es
von einer überseeischen Pflanze herrühre; wir erkann=
ten, daß es der Zittwersame war, das heißt das all=
gemein gegen die Würmer gebrauchte Mittel; er hat
daran nur das Aussehen geändert, indem er es mit
einer vegetabilischen Substanz gefärbt hatte.

Es waren beläufig zwölf Gran des Mittels,
welches er ihnen aus Gnade und Barmherzigkeit um

einen Gulden überlassen hatte. Aber betrachten wir
die Wirkungen, welche die Verabreichung dieses
Wurmmittels bei den Kindern hervorgebracht hat.
Es war gegen Ende September, in welcher Zeit
sich die meisten Kinder einer guten Gesundheit erfreu=
ten, mit Ausnahme von einigen unter ihnen, welche
mit leichten gastrischen Fiebern behaftet waren. Wir
fragten mehrere Mütter genau über das aus, was
sie bei ihren Kindern beobachtet haben. Viele unter
ihnen sagten aus, daß zu ihrer großen Verwunde=
rung es gerade ihre gesündesten, am besten genähr=
ten und blühendsten Kinder waren, welche mehr
Würmer entleert hatten. Diejenigen Kinder, welche
die wenigsten entleert hatten, waren von Seite der
Verdauungswerkzeuge etwas leidend; es waren ge=
rade jene, sagten sie, von denen sie voraussetzten,
daß sie mehr Würmer im Körper haben, weil einige
von ihnen abgingen, als ihre Gesundheit sich ge=
trübt hatte. Von diesen Gedanken durchdrungen ha=
ben mehrere von ihnen eben diesen Kindern neue
Gaben des Wurmpulvers gegeben, und ihre Ver=
wunderung stieg, als sie sahen, das keine Würmer
mehr von ihnen gingen.

Wir fragten sie, ob die Koliken und andere Zufälle in den Gedärmen nach dieser neuen Gabe des Mittels sich nicht vermehrt hätten; sie bejahten es. Zwei oder drei von diesen Kindern wurden sogar ernstlich krank.

Diese Beobachtung hat uns eine neue Aufklärung verschafft und die Erfahrung auf folgende Gedanken gebracht. Jedesmal, wenn eine Mutter uns bat ein Wurmmittel für eines ihrer Kinder zu verschreiben, welches mit Zufällen behaftet war, welche man gemeinhin der Gegenwart von Würmern zuschreibt, baten wir sie, eine gleiche Gabe des Mittels auch jenen ihrer Kinder zu geben, welche kein Zeichen der Wurmkrankheit an sich trugen und vollkommener Gesundheit sich erfreuten; sehr häufig haben diese eine größere Anzahl von Würmern entleert, als dasjenige, für welches das Mittel begehrt wurde.

Aber doch, werden uns einige Mütter sagen, haben wir manchmal unsern Kindern Wurmmittel gegeben, als sie wenig Appetit hatten, als ihre Gesundheit schwächer zu sein schien, und wir haben diese Zufälle verschwinden gesehen, nachdem sie eine gewisse Zahl von Würmern entleert hatten.

Wir erwiedern, daß dergleichen Fälle auch wir beobachtet haben, aber sehr selten; daß es sich in diesen Fällen nur um eine leichte Störung der Digestion handelte, welche nicht lange gedauert hätte, und welche auch ohne der Anwendung der Wurmmittel geheilt wäre.

Wir geben gleichfalls zu, daß wir gesehen haben, wie nach Anwendung dieser Mittel der Appetit bei blaffen und geschwächten Kindern zurückkehrte, bei welchen die Wurmmittel stärkend und reizend wirkten und die Verdauung beförderten. Aber in den wenigen vereinzelten Fällen glaubten wir nie der Abtreibung einiger Würmer die darauffolgende Beſſerung bei den Kindern zuschreiben zu sollen aus dem einfachen Grunde, weil uns nie bewiesen wurde, daß ihr Leiden von der Gegenwart der Würmer allein abhänge.

Nach unserer Meinung ist in der täglichen Praxis nie zu vergessen, daß statt einem oder zwei Fällen, wo die Wurmmittel einen guten Erfolg zu haben schienen, es fünfhundert andere gibt, wo sie offenbar dem Kinde unnütz sein oder seine Krankheit erschweren werden.

Verbannen wir sie also aus dem Schatze der Hausarzneien.

Die vorhergehenden Betrachtungen beziehen sich ausschließlich auf die Spulwürmer. Es gibt noch eine andere Art Würmer, welche sich auch manch= mal bei Kindern zeigen, und welche nicht weniger unschädlich sind; das sind die kleinen kurzen, faden= förmigen Würmer (Madenwürmer), welche im After ihren Sitz haben. Das Jucken, welches sie verursa= chen besonders in der Bettwärme, stört zwar die Ruhe der Kinder, wie es das Ungeziefer thut, welches die äußere Haut belästigt.

Aber welcher Arzt hat nicht schon diese Gat= tung Würmer bei den gesündesten und kräftigsten Kindern beobachtet? Hat man sie jemals schwere Krankheitszufälle hervorrufen gesehen?

Was uns betrifft, wir haben nie dergleichen beobachtet.

Der Bandwurm kommt selten bei Kindern vor und auch der kann sehr lange ohne Störung der Ge= sundheit im Darme beherbergt werden.

Wir haben selbst bei Erwachsenen nie gesehen, daß der Bandwurm an und für sich ernstliche Zu=

fälle hervorgerufen hätte. Wir haben aber Kranke be=
handelt, welche sich durch Einnehmen heftiger Mit=
tel, um den vorgeblichen Vampyr zu tödten, hochgra=
dige Darmentzündungen zugezogen haben.

Man findet sehr häufig nervöse, mit chronischer
Darmreizung behaftete Personen, welche durch
den Gedanken gepeinigt werden, daß der Bandwurm
die Ursache aller ihrer Leiden sei; während man oft
denselben in den Leichen solcher Personen findet, welche
während ihres Lebens von seiner Anwesenheit keine
Ahnung hatten.

Man wird unserer Ansicht über die Unschäd=
lichkeit der Eingeweidewürmer folgenden Einwurf
machen. Man wird sagen: Aber wie erklären sie mit
ihrer Lehre die bei Kindern in Folge der Würmer
erfolgten Todesfälle?

Gibt es etwa nicht dergleichen konstatirte Fälle?

Hat man nicht die Würmer den Darm durch=
bohren oder sich in demselben anhäufen und ihn ver=
stopfen gesehen? Ist es ihnen nicht vorgekommen, daß
der Wurm bis in den Schlund hinauf kriecht, her=
nach in die Luftröhre eindringt, so daß die Kinder
an Erstickung zu Grunde gehen?

Werden fie läugnen, daß folche Fälle beobachtet worden find?

Wir antworten darauf, daß wir während unferer vierzehnjährigen Kinderpraxis keinen einzigen folchen Fall beobachtet haben und daß es anderen vorurtheilsfreien Beobachtern eben fo ergangen ift. Endlich müffen wir noch zweier fehr gewöhnlicher Irrthümer erwähnen.

Der erfte bezieht fich auf die fogenannten falfchen Würmer. Die Einbildungskraft der Mütter ift fo geneigt fich über diefen gefürchteten Thieren zu erhitzen, daß fie oft für Wurmfragmente folche Körper nehmen, welche jenen ganz fremd find, wie z. B. Refte von Vegetabilien, Früchten, welche von ihren Kindern verfchluckt und nicht verdaut wurden, oder auch den Darmfchleim, welcher oft dick, zäh ift und verfchiedene feltfame Formen darftellt.

Man findet oft Gelegenheit die Mütter von dergleichen Illufionen zu enttäufchen, welche fchon darauf gedrungen haben diefe fantaftifchen Feinde ihrer Kinder durch Wurmmittel zu tödten.

Ein allgemein verbreiteter Irrthum ift folgender: Eine Mutter glaubt, daß ihr Kind Würmer hat; sie gibt ihm ein Wurmmittel und das Kind entleert keinen Wurm. Sie wiederholt die Gabe des Mittels zum zweiten, dritten Male; das Kind entleert immer nichts.

Ihr glaubt, daß sie ihrer Meinung entsagt und erkennt, daß sie sich geirrt hat? Nicht im geringsten. Sie wird euch sagen, daß das Kind seine Würmer in Häuten entleert hat, das ist ohne erkennbarer Form in der Kothmasse aufgelöst. Man kann da sehen, bis zu welchem Grade dieses Vorurtheil im Kopfe der Mütter eingewurzelt ist.

Es gibt sogar Volksmittel, welche den Ruf haben die Würmer nur in Häuten fortzuschaffen.

Im Gegentheile ist es bewiesen, daß ein todter Wurm sich im Körper des Kindes nicht länger als einige Stunden aufhalten kann, ohne daß der Darm sich dessen schnell entledigt wie aller fremder träger Körper, welche in seine Höhle gelangen; in Folge dessen hat der todte Wurm keine Zeit sich zu zersetzen und seine Form zu verändern, bevor er entleert wird.

Die Zeichen, an welchen die Leute zu erkennen glauben, daß ein Kind an Würmern leidet, sind folgende:

Es bohrt häufig in der Nase, sein Athem ist übelriechend, die Zunge belegt, die Augen mit bläulichen Ringen umgeben, die Gesichtsfarbe bleich, die Eßlust vermindert oder Gefräßigkeit vorhanden; es hat Uebelkeiten, vorübergehende Koliken, den Bauch aufgetrieben, gespannt; seine Stühle sind flüßig von widerlichem Geruche; das Kind magert ab.

Das Reiben der Nase oder Bohren in derselben wird einem besondern Kitzel zugeschrieben, welcher auf sympathische Weise in den Nasenhöhlen in Folge des Reizes entstehen soll, welchen die Würmer im Darmkanale verursachen. Man hat alle Mühe zu begreifen, wie der Reiz durch die Würmer im Bauche hervorgerufen, sich an einem so entfernten Körpertheile, wie die Nase ist, wiederholen soll, um so mehr da diese weder in einem anatomischen, noch physiologischen Zusammenhange mit dem Darmkanale steht. Wir finden es nicht, daß die Erwachsenen, welche Eingeweidewürmer haben, sich deßhalb die Nase reiben. Nach unserer Ansicht ist die ganz einfache Erklärung des Nasenbohrens folgende. Es wird durch einen Zustand von Trockenheit der Nasenhöh-

len hervorgerufen, welche ein unangenehmes Ge=
fühl von Steifheit und Jucken veranlaßt. Man
beobachtet es jedesmal, wenn die Störung in der
Gesundheit des Kindes genug beträchtlich ist, um
die natürlichen Sekretionen besonders die des Na=
senschleimes zu vermindern oder gänzlich zu unter=
drücken. Unter allen Unpäßlichkeiten der Kinder
bringt die Darmentzündung die größte Trockenheit
der Nasenhöhlen hervor.

Wir sehen oft mit diesem Leiden behaftete
Kinder, bei welchen man durch Wurmmittel alle
Würmer, die sie beherbergen konnten, ausgetrieben
hat, und welche nach ihrer Austreibung die Nase noch
heftiger und häufiger reiben. Warum? Weil die
Wurmmittel, welche alle mehr oder weniger reizend
sind, die Darmentzündung mit allen ihren Folgen
nur vermehren.

Welche sind diese Folgen? Gerade die ganze
Reihe von Zufällen, welche die Leute den Wür=
mern zuschreiben, und welche wir eben aufgezählt
haben, übler Geschmack, riechender Athem, Stö=
rungen der Verdauung, Spannung und Schmerzen
des Bauches u. s. w.

Alle diese Symptome werden in den Au=
gen genauer Beobachter keine andere Bedeutung
haben als die: sie zeigen an, daß die Funktion des
Ernährungskanals gestört ist. Welche ist die ge=
wöhnliche Ursache davon?

Eine mehr oder weniger heftige Entzündung
des Magens und der Gedärme, an der die Wür=
mer ganz unschuldig sind.

Welchen Schluß kann man aus dem Vor=
angeschickten ziehen? Den nämlich, daß kein ein=
ziges bestimmtes Zeichen von der Gegenwart der
Würmer besteht. Man ist nicht einmal sicher, ob
der Darm des Kindes mehr davon enthält, nach=
dem es einige theils freiwillig, theils nach einem
Wurmmittel entleert hat, weil diese Thiere ver=
einzelt in kleiner Anzahl vorhanden sein können.

Aber man wird sagen, erklären sie uns wenig=
stens, was der Ursprung der Würmer und die
wahre Rolle ist, welche sie in den Verdauungs=
werkzeugen spielen? Die Würmer sind Schmarotzer=
thiere, welche sich im Darmkanale aus darin vor=
handenen Keimen entwickeln, wenn derselbe be=
ständig Nährstoffe im Ueberflusse enthält, oder mit

andern Worten, wenn ein Individuum zu viel und
zu jeder Stunde des Tages ohne Regel und Maaß
ißt. Ist das nicht die Lebensordnung der meisten
Kinder?

Bei diesen folgen die Verdauungsakte ohne
Unterlaß auf einander, greifen in einander und
stören sich wechselseitig. In diesen unvollkommen
verdauten und im Magen unvollkommen verkochten
Nährstoffen finden die Würmer die günstigen Bedingungen zu ihrer Entwicklung. Sie nähren sich
von dem Ueberflüße der nährenden Säfte, welche
die Anhäufung von mehr oder weniger verdaulichen
Stoffen erzeugt. Man sieht die Würmer bei Erwachsenen sich auf dieselbe Art vermehren, deren
Lebensordnung dieselbe Unregelmäßigkeit wie bei
Kindern zeigt. Wir haben eine junge hysterische
Frau behandelt, welche in Folge eines Nervenreizes
des Magens jede Stunde bei Tag und Nacht aß.
Sie bemerkte bald, daß oft Würmer von ihr abgehen. Obwohl diese ihr keine Unbequemlichkeiten
verursachten, so konnte sie sich doch nicht mit dem
Gedanken vertraut machen, daß dergleichen Gäste
in ihrem Körper wohnen und nahm oft Wurmmittel,

welche jedesmal die Austreibung einer beträchtlichen Zahl von Spulwürmern zur Folge hatten. Wir haben oft bei Schwangern Würmer in großer Zahl abgehen gesehen, nachdem sie durch einige Monate mit dem Heißhunger, mit dem wunderlichen Appetit behaftet waren, welchen viele Frauen in dieser Lage erleiden und welcher sie zwingt zu jeder Stunde allerlei Sachen zu essen.

Wahnwitzige Greise, welche ohne Maaß wie die Kinder essen, haben Würmer wie diese.

Nicht selten findet man in den Leichen blödsinniger Menschen, die beim Leben mit Gefräßigkeit behaftet waren, große Menge Würmer, von denen sie beim Leben gar nicht belästigt waren und ganz andern Krankheiten unterlagen.

Die Nahrungsmittel aus dem Pflanzenreiche sind der Entwicklung der Würmer günstiger, als die Fleischnahrung. Die Kinder der Landbewohner, welche viel Vegetabilien und Früchte essen, sind ihnen mehr unterworfen, als jene der Städter, unter welchen der Genuß des Fleisches mehr verbreitet ist. Die Aerzte großer Städte machen bei Kindern reicher Familien, welche den Sommer

am Lande zubringen, jedes Jahr folgende Beobachtung.

Während des ganzen Winters ist die Zeit
der Beschäftigung, der Erholung und der Mahlzeiten geregelt, welche letztere vorzüglich aus Fleisch
bestehen und zwischen welchen die Kinder selten
Gelegenheit haben zu essen; in dieser Jahreszeit
haben sie fast nie Würmer. Während des Sommers dagegen mehren sich die Würmer bei ihnen
weil die Freiheit, deren sie sich am Lande erfreuen,
ihnen gestattet zu jeder Stunde des Tages und
überdieß Früchte zu essen.

Ein sehr verbreiteter Irrthum beschuldigt die
Milch, daß sie Würmer erzeuge. Nichts kann
der Wahrheit mehr zuwider laufen. In der That
beobachtet man bei Säuglingen, welche außer der
Mutterbrust keine andere Nahrung bekommen, niemals Würmer. Nach dem Entwöhnen und besonders nach dem 3. bis 10. Lebensjahre werden sie
am häufigsten beobachtet.

Die Würmer sind also kleine Schmarotzer-
thiere, welche sich von den im Darme enthaltenen
Säften nähren; da sie täglich keine große Menge

davon verzehren, und sich bei Subjekten, die viel essen, entwickeln, so begreift man vollkommen, daß diese durch die tägliche Entziehung nährender Stoffe nicht leiden.

Aber wird man sagen, wenn der Appetit des Kindes sich unter dem Einflusse einer Krankheit verliert, und wenn es aufhört zu essen, werden die Würmer, der täglichen Portion von außen kommender Nahrungsmittel beraubt, sich nicht über den Darm selbst machen, ihn benagen und durchbohren können und dadurch schwere Zufälle hervorrufen? Der Umstand den wir eben erwähnt haben, ist ein wesentlicher Punkt in der Geschichte der Würmer; vielleicht ist es diese Furcht, welche die Einbildung der Mütter am meisten einnimmt und wir wünschen, daß sie uns ihre volle Aufmerksamkeit schenken. Nein, die Würmer greifen den Darm nicht an, wenn die Kinder augenblicklich zu essen aufhören und den Würmern ihren gewöhnlichen Nahrungsbedarf nicht mehr schaffen. Sie thun es aus einem guten Grunde nicht; das ist, weil die Natur ihren Mund mit solchen Werkzeugen nicht bewaffnet hat, welche fähig wären das Gewebe

des Darmes zu zerreißen. Sie haben nur Saug=
werkzeuge und keine Zähne. Sie können nur die
Säfte aufsaugen, in welchen sie sich bewegen. Sie
haben nichts dem ähnliches, was der Blutegel be=
sitzt, um die Haut zu verletzen und die Blutadern,
die in ihr verlaufen, zu öffnen. Ueberdieß liegt es
nicht in ihrer Natur sich von Fleisch und Blut zu
nähren. Man hat in unendlich seltnen Fällen Wür=
mer außer dem Darmkanale gefunden; aber sie
sind durch Oeffnungen herausgekrochen, welche nicht
ihr Werk waren, und welche ihnen durch andere
Krankheiten entstandene Verschwärnungen bereitet
haben.

Wenn was immer für eine Krankheit ein
Kind zu essen hindert, so sind die Würmer dem
Hunger preisgegeben; dann gerathen sie in Bewe=
gung, um Nahrung zu suchen. Die einen kriechen
den Darmkanal hinab, die andern steigen hinauf.
Auf ihrem Wege gelangen sie in den Magen oder
zum After. Der Magen wirft sie durch Erbrechen
hinaus, wie er es mit den fremden Körpern macht,
die er nicht verdauen kann und deren Gegenwart
ihn belästigt; der After läßt ihnen einen freien

Durchgang nach außen. Aber siehe da, was ge=
schieht: die Mütter, wenn sie diese Thiere erblicken,
welche der Hunger aus ihrer Freistätte treibt, sind
darüber lebhaft erstaunt; sie bilden sich sogleich ein,
daß der Körper ihres Kindes damit angefüllt ist,
und daß sie allein die wahre Ursache seiner Leiden sind.

Wenn die Krankheit eine Darmentzündung
ist, so fliehen die Würmer noch viel rascher aus
ihrem Neste, weil diese Affektion die Gedärme in
Bewegung setzt, eine reichlichere Absonderung der
Darmsäfte verursacht, welche scharf, brennend, den
Würmern unangenehm werden und endlich den
Durchfall herbeiführen, der sie schnell nach außen
fortreißt. Was thun die Mütter in einem solchen
Falle? Von dem Gedanken verfolgt, daß ihre Kin=
der, da sie Würmer entleeren, eine zahlreiche Ko=
lonie davon im Körper haben, und daß man sie
um jeden Preis hinaustreiben muß, geben sie ihnen
Wurmmittel ein, welche die Reizung des Darmes
nur vermehren. Das heißt, wie wir es schon ge=
sagt haben, Oehl ins Feuer gießen, um es zu
löschen. Wir haben abschreckende Beispiele solcher
Mißgriffe beobachtet.

*

Eines Tages ließ man uns einen hübschen kleinen Knaben von vier Jahren sehen, welcher ohne bettlägerig zu sein, einen schwachen launenhaften Appetit hatte und viel trauriger war als gewöhnlich. Diese Zufälle haben seit einigen Tagen mit leichten Koliken und reichlicher Diarrhoe begonnen. Diese hatte einige Würmer mit sich fortgeführt. Daher waren die ersten Worte, welche aus dem Munde der Mutter kamen, daß sie uns über diesen besonderen Umstand belehrte und gleichzeitig um ein Mittel gegen die Würmer bat.

Wir erklärten ihr, daß ihr Kind nichts anderes als eine leichte Entzündung der Gedärme habe; daß es schon die Würmer im Körper hatte, bevor es krank wurde; und daß, wenn sie seit der Erkrankung von ihm abgingen, dieß nur daher komme, daß sie bei ihm ihre gewöhnliche Nahrung nicht fänden, da das Kind kaum etwas ißt und schlecht verdaut. Wir setzten hinzu, daß Diät, milde Getränke u. s. w. es in einigen Tagen wieder herstellen werden.

Sie schien nicht im geringsten von der Wahrheit unserer Worte überzeugt zu sein. Sie kam immer wieder auf ihre Würmer zurück und wir sahen wohl ein, daß dieser Gedanke ihr den ganzen Kopf eingenommen habe.

Zwei Tage nachher kam man uns zu bitten eiligst zur Hilfe desselben Kindes zu laufen, welches in den letzten Zügen lag. Wir kamen in dem Augenblicke an, wo es den letzten Athemzug machte. Ueber den so raschen als unvorhergesehenen Tod erstaunt, wollten wir erfahren, was sich zugetragen hatte und man hat uns folgendes berichtet:

Den anderen Tag nach unserem ersten Besuche, da das Kind noch mehrere Würmer entleert hatte und sein Leiden sich verschlimmerte, hielt sich die Mutter nicht mehr zurück, und da wir es verweigert haben ihr ein Wurmmittel anzugeben, so hatte sie ein im Rufe stehendes Volksmittel gegen die Würmer bereitet; welches darin besteht, daß man zerschnittenen Knoblauch mit Branntwein ansetzt und dieß Gesäuf dem Kinde zu verschlucken gibt. Das unschuldige Opfer, dessen tragisches Ende wir erzählten, hatte davon ein halbes Glas getrunken. Unmittelbar nach dem Genuße dieser gräu-

**

lichen Mixtur war das Kind von heftigen Koliken befallen; seine Glieder wurden von Krämpfen ergriffen; es verlor bald das Bewußtsein und nach einigen Stunden hatte es aufgehört zu leben.

Ein eben so schädlicher Irrthum ist nicht immer die Folge eines freiwilligen Abgangs der Würmer.

Wenn ein Kind an was immer für einer Krankheit leidet z. B. an Lungenkatarrh, so wartet man nicht immer, bis der Hunger die Würmer aus dem Darmkanale verjagt. Man beeilt sich sogleich ein Wurmmittel zu geben, welches sie heraustreibt. Man schließt alsogleich daraus, daß man es gut errathen hat, daß der Körper noch eine Legion davon enthalten muß; man verdoppelt die Gabe des Wurmmittels, und während dieser Zeit macht die eigentliche Krankheit bedeutende Fortschritte. Man ist endlich zu der Erkenntniß gezwungen, daß die Lage des Kranken sich verschlimmert, und dann erst entschließt man sich einen Arzt zu rufen.

Sehr oft gehen die Würmer erst nach dem Tode der Kinder ab, besonders wenn man

es mit hartnäckiger Verstopfung zu thun gehabt
hat, wie bei Krankheiten des Gehirns. Die Eltern, denen ihr plötzliches Erscheinen auffällt,
unterlassen nicht sogleich zu rufen, daß es die
Würmer sind, welche das Kind getödtet haben,
daß die Krankheit verkannt worden ist, und man
spart oft weder Vorwürfe noch Lästerungen gegen
den unglücklichen Arzt, welcher, der wahren Ursache wohl bewußt, mit aller Anstrengung gegen
ein Uebel gekämpft hat, dessen Größe die Hilfs=
mittel der Wissenschaft überstieg und zu dem,
was noch häufiger geschieht, der Helfer zu spät
gerufen wurde.

Ein anderer allgemein verbreiteter Irrthum,
welcher oft bedauernswürdige Folgen nach sich
zieht, besteht in dem Glauben, daß man die
Kinder aus Furcht, daß die Würmer, der Nah=
rung beraubt, nicht den Darm durchbohren, nie=
mals einer strengen Diät unterziehen dürfe. Man
wird durch dieses Vorurtheil verleitet ihnen in
Fällen Speisen zu geben, wo die strengste Ent=
haltsamkeit eine unerläßliche Bedingung der Ge=
nesung ist, wie bei der von heftigem Fieber be=

gleiteten Entzündung und den Reizungszuständen des Magens und des Darmkanals.

Endlich um diesen Vortrag über die Eingeweidewürmer zu schließen, wollen wir noch die letzte Furcht verscheuchen, welche das Gemüth mancher Mutter einnehmen könnte, troß der Ueberzeugung, welche ihnen die Beweise und Thatsachen, die wir ihnen eben vor die Augen geführt haben, einflößen sollten. Wenn ein Kind Würmer im Körper hat, werden sie sagen, und wenn man ihnen niemals ein Wurmmittel gibt, so werden sich diese Thiere ins Unendliche vermehren, der Darm wird von ihnen überfüllt und wir können uns nicht für überzeugt halten, daß daraus keine Gefahr entspringen könnte.

Wir wollen zuerst diesen Müttern, um sie zu beruhigen, eine Thatsache ins Gedächtniß rufen, welche sie vollkommen kennen, nämlich, daß ein Kind, welches Würmer hat, einige davon von Zeit zu Zeit entleert.

Dieser Umstand ist es eben, welcher sie am häufigsten beunruhigt, denn ohne diesem würden sie in den meisten Fällen nichts so sehr bezweifeln, als daß ihr Kind Würmer hat. Viele Nahrungsmittel, be=

sonders jene, welche bitter, von einem scharfen aro-
matischen Geschmacke sind, haben die Eigenschaft die
Würmer aus ihrer Freistätte zu verjagen.

Die kleine Kolonie wird auf diese Art jeden
Augenblick dezimirt und ihre Brut wächst selten in
sehr großen Proportionen. Die Mütter können
also den Gedanken aus ihrem Kopfe verbannen,
den Darm ihres Kindes durch die Anhäufung von
Würmern verstopft zu sehen; das ist eine gänzlich
eingebildete Furcht. Ueberdieß werden wir ihnen
ein Mittel an die Hand geben, um sich in dieser
Hinsicht vollkommene Beruhigung zu verschaffen.

Wir gestatten ihnen ihre Kinder von Zeit zu
Zeit ein mildes Wurmmittel nehmen zu lassen, wenn
sie werden einige Würmer entleert haben, und wenn
sie der Gedanke verfolgt, daß noch eine größere Zahl
davon im Darmkanale zurückbleiben kann. Aber
wir machen ihnen diese Bewilligung nur unter folgender Bedingung: die Wurmmittel nämlich dürfen
nur vollkommen gesunden Kindern als Präservativ
verabfolgt und müssen in allen Krankheitsfällen
streng vermieden werden; auf diese Art werden die
Wurmmittel nicht schädlich, während sie bei einem

kranken Kinde alle die schlimmen Folgen haben, deren
Bild wir eben entworfen haben, ohne durch irgend
einen Vortheil ersetzt zu werden.

7. Das Zahnen.

Wir hören jeden Tag die Mütter dem Einflusse des Zahnens die meisten Krankheiten zuschreiben, von welchen ihre Kinder befallen werden, und
dieses einstimmige Klagelied über die Entwickelung
der Zähne machte uns auf diesen Vorgang besonders aufmerksam. Aber nachdem wir den Zustand
des Zahnfleisches und der Kiefer mit der größten
Genauigkeit untersucht haben, fiel uns der Umstand
auf, daß wir nie etwas außergewöhnliches fanden,
nicht das Geringste, was uns über die Zufälle der
kleinen Kranken einen hinreichenden Aufschluß geben
könnte. Bald erhoben sich ernste Zweifel in unserem
Geiste. Wir erkannten alsogleich, daß die Mütter
zu der Zahnarbeit ihre Zuflucht nehmen, um die
Leiden ihrer Kinder aus Unkenntniß ihrer wahren
Ursachen zu erklären. Dieser Zweifel wurde uns
zur Gewißheit, nachdem wir im Verlaufe unserer

ärztlichen Praxis zwei wichtige Umstände kennen gelernt haben, welche wir gleich angeben wollen.

Zuerst besteht die Zahnentwickelung für die Mütter nur in dem Moment, wo die Zahnspitze das Zahnfleisch durchbohrt. Wenn sie einmal den Zahn als einen weißlichen Punkt hervorkommen sehen, so schreien sie: Viktoria! wieder ein Zahn mehr; es kommt ihnen vor, daß das Kind eine der schwersten und gefährlichsten Arbeiten vollbracht hat.

Wir werden beweisen, welcher sonderbaren Täuschung dabei sich die Eltern hingeben.

Die erste Entwicklung der Zähne fängt im dritten Monate des Fötuslebens, also schon im Mutterleibe an, nachdem die Verknöcherung des Ober- und Unterkiefers schon zu Ende des zweiten Monates der Schwangerschaft begonnen hatte.

Beim neugebornen Kinde sind in seinen Kieferhöhlen die Kronen der Schneidezähne und des vordern Backenzahnes schon völlig entwickelt, am Eckzahn (am sogenannten Augen- und Hundszahn) ist ein Drittel der Krone gebildet, und nur der zweite Backenzahn hat noch eine ganz unvoll-

162

kommene Krone. Nach Vollendung der Krone zur
Zeit des Zahnausbruches, vergrößert sich der Zahn
nach unten hin.

Die harte Krone bewirkt einen allmäligen ge=
linden Druck auf die ihr begegnenden Theile, und der
Druck erregt die Aufsaugung, das Verschwinden der=
selben.

Die Zahnhöhle, worin bis dahin sich die
Krone befand, verengert sich gleichmäßig mit der
Bildung der Wurzel, welche Verengerung den Zahn
herausschieben hilft.

Das Zahnfleisch ist bei Neugebornen von fester
Beschaffenheit, deshalb Zahnknorpel genannt, und
bildet einen scharfen Rand über dem Zahnfortsatze,
bisweilen zeigt dieser Zahnfleischrand Erhabenheiten
und Vertiefungen, welche eine mehr weiße Farbe
haben. Das Zahnfleisch verliert allmälig jene Be=
schaffenheit, wird weich, breitet sich zu einer mehr
horizontalen Fläche aus und verliert somit seinen
scharfen Rand. Man nennt in Niederösterreich die=
sen Zeitraum das Einschießen der Bullen.

Das Zahnfleisch und die darüberliegende
Schleimhaut des Mundes werden durch die Zahn=

krone in die Höhe gehoben, aufgesaugt und endlich durchbohrt.

Bei den Schneide= und Eckzähnen sieht man nur eine Oeffnung, bei den Backenzähnen aber meh= rere. Sobald der Ausbruch vollendet ist, legen sich die getrennten häutigen Gebilde, die untereinander an ihren Rändern verwachsen, dicht um den Hals des Zahnes, verwachsen mit ihm und bilden einen kreisförmigen Wulst, welcher zur Befestigung des Zahnes dient.

Die zwanzig Milchzähne erscheinen gewöhnlich in folgenden fünf Gruppen des Durchbruchs:

I. Zwischen dem 4. und 7. Monat erscheinen zwei mittlere Schneidezähne unten.

II. Zwischen dem 8. und 10. Monat erscheinen vier Schneidezähne oben, nämlich zuerst die bei= den mittlern und dann die beiden seitlichen.

III. Zwischen dem 12. und 14. Monat erscheinen die vier ersten Backenzähne und die zwei seitlichen

Schneidezähne unten, nämlich zuerst die Backenzähne im Oberkiefer, dann die untern seitlichen Schneidezähne, und dann die Backenzähne im Unterkiefer.

IV. Zwischen dem 18. und 20. Monat erscheinen die vier Eckzähne, oben zwei (Augenzähne genannt) und unten zwei (Hundszähne genannt).

V. Zwischen dem 28. und 34. Monate erscheinen die vier zweiten Backenzähne oben und unten.

Mit dem Ausbruche der 20 Milchzähne ist die erste Zahnung vollendet.

Ein Beispiel regelmäßiger Zahnung ist folgendes.

Ein gesundes gut genährtes Mädchen bekam zu Ende des

7. Monats den 1. untern mittleren Schneidezahn
8. „   „ 2.   „   „   „

9. Mon. d. 1. obern mittl. Schneidezahn (3 Zähne)

10.   „   „ 2.   „   „   „   (4 Zähne)

11.   „ die 2 obern seitl. Schneidezähne (6 Zähne)

12.   „   „ „ untern   „   „   (8 Zähne)

14.   „ die 2 ersten untern Backenzähne (10 Zähne)

16.   „   „ „   „ obern   „   (13 Zähne)

18.   „ den ersten untern Eckzahn   (13 Zähne)

        in 14 Tagen darauf den 2.   (14 Zähne)

21.   „ die zwei obern Eckzähne   (16 Zähne)

28.   „ die zweiten obern Backenzähne (18 Zähne)

        in 14 Tagen darauf die untern (20 Zähne)

Gegen das Ende des vierten Jahres oder erst zwischen dem 5. und 6. Jahre kommen zwei neue Mahlzähne in jedem Kiefer zum Vorscheine, welche schon zu den bleibenden gehören.

Im 7. Jahre tritt der Zahnwechsel ein.

Im Durchschnitte erscheinen die bleibenden Zähne in der hier angegebenen Zeit= und Reihen= folge.

Zwischen dem 5. u.   6. Jahre die ersten Mahlzähne

    „   „ 7. „ 8. „   „ mittl. Schneidezähne

    „   „ 8. „ 9. „   „ seitlichen   „

    „   „ 9. „ 10. „   „ ersten Backenzähne

Zwischen dem 10. und 11. Jahre die Eckzähne

„ „ 11. „ 12. „ „ 2. Backenzähne

„ „ 12. „ 13. „ „ 2. Mahlzähne

„ „ 17. „ 20. „ „ Weisheitszähne.

Erst mit diesen vier Weisheitszähnen, die auch viel später hervortreten, hat der Mensch seine vollen 32 Zähne.

Der Durchbruch der Milchzähne weicht bisweilen von der oben angegebenen Reihenfolge ab.

Die oberen mittleren Schneidezähne brechen eher durch, als die untern; die oberen seitlichen Schneidezähne kommen viel eher zum Vorschein als die mittleren; die Eckzähne erscheinen vor den Backenzähnen u. s. w.

Man hat zahlreiche Fälle beobachtet, in welchen die Kinder schon mit einigen sichtbaren Zähnen auf die Welt kamen. Ein um ein oder zwei Monate verfrühter Ausbruch der Zähne kommt sowohl bei kräftigen, als auch bei schwächlichen Kindern vor.

Der verspätete Ausbruch einzelner oder aller Zähne, deutet nicht blos auf eine langsam fortschreitende Thätigkeit in der Entwicklung, sondern zuweilen auch auf eine krankhafte Richtung in der Ernährung. In den meisten Fällen begleitet ein sehr spätes Zahnen die rhachitische Knochenweichheit, wobei auch gewöhnlich die vordere große Fonta= nelle lange offen bleibt.

Verschiedenheiten in der Richtung, Gestalt und Lage sind meistens von Bildungsfehlern in den Kiefern bedingt.

Beim zweiten Zahnen ist es möglich, daß zwei Reihen Zähne bei demselben Individuum vor= kommen, was vom Dableiben der ersten Zähne herrührt.

Nachdem wir zum bessern Verständniß die Reihenfolge des Zahndurchbruches vorangeschickt haben, kehren wir zu der Angabe unserer Ansichten über die Zahnentwicklung zurück.

Nach der Geburt dauert die Entwickelung der Zähne im Innern der Kiefer in unmerklicher Weise und ohne Unterbrechung fort, und wenn die Spitzen der Zahnkronen in dem Gewebe des Zahnfleisches zum Vorschein kommen, so ist der Zahn einfach zu einem beinahe unmerklichen Zeitpunkte der langen Dauer seiner Entwicklung gelangt. Dieser unbe=

deutende Zeitpunkt also ist es, welcher die ganze Aufmerksamkeit der Mütter auf sich zieht. Es kommt ihnen vor, daß die Zahnspitze mit großem Schmerz das Zahnfleisch zerreißt, während dieses beinahe unempfindlich ist und, weit entfernt zerrißen zu werden, sich allmälig und sehr langsam verdünnt.

Die Entwicklung des Zahnes im Innern des Kieferknochens und Zahnfleisches ist eben so unschmerzhaft, wie die aller andern Knochen des menschlichen Körpers. Noch ein anderer Irrthum der Mütter hat unsere Aufmerksamkeit auf sich gezogen, indem sie sehr oft die Zahl der Zähne, welche ihre Kinder vor einem bestimmten Alter haben sollen, und die Zeit ihres Durchbruches nicht kennen, so fahren sie fort die Zähne als den Grund der Kinderkrankheiten selbst in einem Alter zu beschuldigen, wo die Kinder keine mehr bekommen. Man stellt uns daher oft Kinder von zwei, dritthalb bis fünf Jahren als an schwerem Zahnen leidend vor, deren Kiefer mit allen Milchzähnen versehen sind, das ist mit acht Schneide=, vier Eck=, und acht Backenzähnen. Sie wissen nicht, daß die mit 20 Milch=

zähnen versehenen Kinder bis zum fünften Jahre keine mehr bekommen.

Wir bekennen offen, daß wir während unserer langjährigen Kinderpraxis keinen einzigen Fall beobachtet haben, in welchem wir die Leiden des Kindes einem schweren Zahnen mit vollem Rechte zuschreiben konnten. Auch haben wir lange die Ueberzeugung, daß die Ansichten, welche über diesen Gegenstand herrschen, gänzlich irrig sind.

Man vergleiche z. B. die erste Zahnung mit der zweiten. Es besteht in Hinsicht des Mechanismus, welcher den Vorgängen vorsteht, vollkommene Gleichheit. Die Keime der zweiten Zähne entwickeln sich im Innern der Kieferknochen wie jene der Milchzähne; sie müssen selbst die Milchzähne gewissermaßen vor sich schieben, zu deren Ersatz sie bestimmt sind; sie sind anfangs von ihnen durch eine knöcherne Scheidewand getrennt, welche sie zu durchbohren haben. In der Epoche ihres Erscheinens, vom 7. bis zum 12. Jahre sind der Knochen und das Zahnfleisch viel dichter und härter, als in den ersten zwei Jahren der Kindheit, wo die Gewebe so weich und zart sind. Alle diese Umstände sollten dazu beitragen, die Arbeit der zweiten Zahnung viel schwieriger zu machen als jene der Milchzähne.

Woher kommt es denn, daß der durch die zweite Zahnung verursachten Krankheitszufälle in den Familien nie eine Erwähnung geschieht, während man alle Tage von jenen der ersten Zahnung sprechen hört? Der Grund dieser Verschiedenheit ist leicht anzugeben. Die Kinder von sieben bis zwölf Jahren können nämlich über ihre Empfindungen Aufschluß geben; wenn sie krank sind, so bezeichnen sie uns den Sitz ihrer Schmerzen. Es verhält sich nicht so bei den Säuglingen. Diese kann man nicht ausfragen, sondern nur aus den objektiven Erscheinungen die Krankheit bei ihnen bestimmen. Wenn sie sich ausdrücken könnten wie die Kinder von zehn Jahren, welche Enttäuschungen würden sie alle Tage ihren Eltern und selbst oft den Aerzten bereiten, wenn sie von einer Lungen-, Darm- oder Gehirnkrankheit gepeinigt, hören würden, daß der Ausgang ihrer Leiden in den Kieferknochen seinen Sitz hat!

Sieht man nicht sehr oft Kinder von zehn bis

zwölf Jahren, bei welchen große Zähne, sogar
Augenzähne in einer fehlerhaften Richtung durch den
Kieferknochen hervorkommen, indem sie Stellen desselben durchbohren, wo die Dicke der knöchernen
Platte beträchtlich ist? Fraget sie, ob sie durch den
Zahndurchbruch etwas gelitten haben? Nichts weniger als das; gewöhnlich hat man die Zähne erst
nach ihrem vollständigen Durchbruche bemerkt. Und
man wollte annehmen, daß das regelmäßige Hervortreten der Milchzähne bei einem jungen Kinde
Zufälle hervorrufen könne! Es gibt nichts unge-
reimteres als das.

Es ist zu bemerken, daß die zweiten Zähne
viel häufiger schlecht gereiht sind, als die ersten. Ihr
Durchbruch sollte dann größeren Schwierigkeiten
begegnen und zahlreiche Zufälle erzeugen. Woher
kommt es, daß man nie davon spricht?

Man könnte uns die Schmerzen und die Zu-
fälle zum Einwurfe machen, welche genug oft den
Durchbruch der Weisheitszähne bisweilen erst im
Alter von 25 Jahren begleiten. Aber diese Zufälle
hängen von der ausnahmsweisen Stellung der
Weisheitszähne ab. Zwischen den letzten Mahlzahn

und den Fortsatz des Unterkiefers eingezwängt, erhalten sie oft nur einen zu engen Raum, um sich
zwischen diese zwei unausweichlichen Grenzpunkte
zu lagern. Auch sieht man nicht dieselben Schwierigkeiten den Durchbruch der Weisheitszähne im
Oberkiefer wie im Unterkiefer hemmen.

Man schreibt allgemein die Mehrzahl der
Krankheiten in der ersten Kindheit dem Zahnprozesse zu. Die Schwierigkeit die Kinderkrankheiten
zu erkennen und die unvollständigen Kenntnisse, die
man früher über diesen Theil der Pathologie hatte,
haben dazu beigetragen diese Meinung zu befesti-
gen; und das Vorurtheil, als Resultat der Unkenntniß, ist endlich volksthümlich geworden, wie
alle Vorurtheile in der Medizin. Man beschuldigt
oft das Zahnen als Todesursache mehrerer Kinder, deren Krankheit man während des Lebens
nicht erkannt hatte.

Viele Kinder sterben im Verlaufe des ersten
und zweiten Jahres an akuten oder chronischen
Krankheiten der in der Schädelhöhle, der Brust
oder dem Bauche enthaltenen Organe, und welche
oft während des Lebens entweder verlarvt oder

verkannt waren, obwohl sie nach dem Tode die deutlichsten Spuren der organischen Veränderung zeigen, welche hinreichen in jedem Lebensalter die Bande des Lebens zu lösen. Und geschieht es zufällig, daß die während des Lebens verborgenen Kronen der Zähne nach dem Tode zum Vorschein kommen, weil das Zahnfleisch, nun blutleer geworden, sich leicht ablöst, wenn es früher schon sehr verdünnt war, so werden dann die Mütter in dem Wahne befestiget, daß das Kind ein Opfer des Zahnens geworden sei. Sehr oft wissen die Mütter die Zahl der Zähne nicht, welche das Kind schon beim Leben hatte.

Die Symptome und Zufälle, welche man dem Zahnen zuschreibt, sind Speicheln, der Hang des Kindes allerlei Gegenstände in den Mund zu stecken und darauf zu beißen, häufige Kaubewegung, Wärme und Röthe des Mundes, Aufschwellen des Zahnfleisches, heißer Kopf, Reizbarkeit des Nervensystems, Zuckungen in den Gliedern, unruhiger Schlaf, Aufschrecken aus dem Schlafe, Fraisen, Durchfall, Fieberanfälle, als Zahnfieber bezeichnet.

Wir hoffen beweisen zu können, daß zwischen dem Zahnen und diesen krankhaften Zufällen kein ursächlicher Zusammenhang besteht, sondern daß sie zuweilen zufällig zusammentreffen.

Sprechen wir zuerst von dem Speichelfluß. Die Kinder fangen beiläufig im Alter von zwei bis drei Monaten zu geifern an und zwischen dem 3. und 6. Monate zeigt sich das Speicheln bei ihnen am reichlichsten. Es hört nach dem ersten Jahre auf und kommt nach dieser Zeit nur in Ausnahmsfällen vor. Nun fragen wir, wenn dieser Speichelfluß von der Entwickelung der ersten Zähne, der Schneidezähne herkommt, wie geschieht es, daß ein wenigstens eben so reichlicher Speichelfluß sich nicht bei Gelegenheit des Durchbruches der Eck- und Backenzähne zeigt, welcher nach der Meinung der Leute und selbst der Aerzte viel schwieriger sein soll, als jener der Schneidezähne?

Die Entwicklung der Eck- und Backenzähne geht in größerer Nähe der Drüse vor sich, welche vorzüglich der Speichelsekretion vorsteht, und diese müßte davon viel lebhafter gereizt werden.

Woher kommt es denn, daß man davon

nichts sieht, daß man vom 15. Monate bis zum 2. Jahre, während welcher Zeit alle diese Zähne aus dem Kiefer hervorbrechen, nichts von diesem Speichelfluß beobachtet, welcher die Lippen des Kindes von drei bis sechs Monaten überschwemmt? Aber wie werden sie, wird man uns sagen, diesen Speichelfluß der sehr jungen Kinder und ihren Hang erklären, beständig bald ihre Finger, bald andere Körper in den Mund zu schieben?

Man beobachtet den Speichelfluß und den= selben Hang die Finger in den Mund zu stecken auch bei älteren blödsinnigen Kindern, wenn sie auch alle ihre Zähne haben.

Der Neugeborne und der Blödsinnige haben keine andere Empfindung als den Hunger. Sie essen jedesmal als man ihnen gibt und würden unaufhörlich essen, wenn der Schlaf nicht käme dieses beständige Mal zu unterbrechen. Aber wenn sie erwachen, so ist ihr Mund immer bereit Nah= rung aufzunehmen. Daher sind die Speicheldrüsen, so wie der ganze zum Saugen bestimmte Apparat in einem Zustande beständiger Reizung; daher kommt es, daß das Kind geifert und daß es bei

Abwesenheit der Brustwarze voll Gefräßigkeit und aus Instinkt bald seine Finger, bald die Gegenstände, die es in seiner Hand hat, in den Mund steckt, und daß es dieselben mit Kraft zwischen den Kiefern klemmt.

Begreift man nicht, wie abgeschmackt die Erklärung des letzteren Umstandes ist, welche von Mund zu Mund läuft und welche dahin geht, daß das Kind deshalb allerlei Gegenstände mit den Kiefern preßt, um den Schmerz, den es darin empfindet, zu erleichtern?

Eine schöne Art den Schmerz eines gereizten Theiles dadurch zu mäßigen, daß man einen starken Druck darauf ausübt! Es verhält sich damit so, als wenn ihr die Hand eines Menschen drücken würdet, bei dem sich ein Nagelgeschwür bildet. Seid sicher, daß, wenn das Zahnfleisch des Kindes schmerzhaft wäre, es sich wohl hüten würde, den geringsten Druck darauf auszuüben, und daß dieser, weit entfernt ihm eine Erleichterung zu verschaffen, ihm unerträglich wäre.

Dies ist nach unserer Meinung die wahre Erklärung des Speichelns junger Kinder. Wir werden in der Folge sehen, daß eben in dem Maße, als sein Verstand sich entwickelt und andere Gefühle in ihm wach werden, es sich so zu sagen, seines zeitweiligen Idiotismus entledigt, wo dann das rein vegetative Leben bei ihm nicht mehr ausschließlich vorherrscht, und die Absonderung der Speicheldrüsen nur in dem Augenblicke eintritt, wo der Mund Nahrung aufnimmt. Daher seht ihr die Kinder von einem bis zwei Jahren sei es ihre Hände oder andere Gegenstände nicht mehr in den Mund stecken und doch brechen in diesem Alter ihre Eck= und Backenzähne durch, deren Durchbruch die Leute für viel schwieriger und schmerzhafter halten, als den der Schneidezähne.

Daß der Speichelfluß sich nicht gleich bei Neugebornen zeigt, ist daraus zu erklären, daß der Neugeborne sich erst allmälig an seine gänzlich veränderte Lebensweise gewöhnt, seine Verdanungswerkzenge erst an Energie zunehmen, und die Speicheldrüsen ihre Ausbildung vervollständigen, deren Absonderung nach 8 bis 9 Wochen beginnt.

Ein anderer Einwurf. Sieht man nicht Kinder von 18 Monaten bis 2 Jahren, welche

*

in der Zeit geifern, wo ihre Eck= und Mahlzähne durchbrechen? Man beobachtet es in der That, aber ausnahmsweise. Es geschieht nur dann, wenn das Innere des Mundes wärmer, röther und mehr geschwollen ist, als im normalen Zustande. Wir werden weiter unten auseinandersetzen, woher diese Zufälle kommen. Begnügen wir uns hier mit der Erwähnung, daß das Kind eben so speichelt wie der Erwachsene, dessen Mund der Sitz einer Rei= zung gleichen Grades wäre; man geifert in jedem Alter, wenn das Innere des Mundes entzündet ist.

Das Kauen der Säuglinge besteht in einer analogen Bewegung des Unterkiefers, wie sie beim Zerkleinern der Speisen vor sich geht. Es ist aber ein leeres Kauen, welches jeden Augenblick in me= chanischer Weise geschieht, ohne daß etwas im Munde enthalten ist. Wir begreifen nicht, daß man es dem Zahnprozesse hat zuschreiben können, denn eines Theiles sieht man alle Tage Kinder, welche Zähne machen und keine Kaubewegungen zeigen und anderer Seits kommt diese Erscheinung nur dann vor, wenn die Kinder mit schweren und deutlich ausgesprochenen Krankheiten eines Haupt=

organes, besonders der Gedärme oder des Gehirns behaftet sind. In den Gehirnkrankheiten erscheinen die Kaubewegungen am häufigsten unwillkürlich wie gewisse Bewegungen und Zuckungen des Kopfes, welche man gleichfalls in dieser Art von Krankheiten beobachtet. In allen andern Fällen glauben wir, daß man sie einem krankhaften Zustande des Mundes zuschreiben muß, welcher beim Kinde wie beim Erwachsenen der Sitz von unangenehmen Empfindungen wird, wie des bitteren Geschmacks, größerer Hitze, der Trockenheit, der Klebrigkeit u. s. w.

Was noch mehr beweist, daß das Kauen nicht von schwerem Zahnen bewirkt wird, ist der Umstand, daß man ihm bei Kindern von drei bis vier Jahren, bei welchen keine Zähne durchzubrechen haben, eben so gut begegnet, als während der ersten zwei Jahre.

Die größere Wärme des Mundes, die Röthe der Wangen, die Hitze des Kopfes zeigen sich jedesmal beim Kinde, wenn irgend eine Erregungsursache entweder allgemein oder örtlich die Cirkulation beschleunigt, die Hautwärme erhöht, eine leichte Fieberbewegung hervorruft.

**

Diese Wärme wird zuerst an den Stellen bemerkt, welche wir bezeichnet haben, im Munde an den Wangen, am Kopfe, weil sie der Unter= suchung der Mütter am zugänglichsten sind und weil diese die Wärme des Mundes fühlen, wenn sie dem Kinde die Brust reichen. Aber gewöhnlich ist in diesem Falle selbst der ganze Körper heiß. Ueberdies ereignet es sich manchmal, daß eine ziemlich lebhafte Reizung ausschließlich den Mund einnimmt und hier die örtliche Wärme erhöht, welche anderswo nicht zu fühlen ist. Der Mund wird dann zum Sitze einer wahren Entzündung, welche bald leicht ist und sich nur durch Speicheln und höhere Wärme kund gibt, ein anderes Mal viel heftiger, von lebhafter Röthe, von Aphthen oder Bildung falscher Häute begleitet wird. Dieser entzündliche Zustand des Mundes knüpft sich sehr häufig an den Beginn einer Magen= und Darm= reizung, welche aus unzweckmäßiger Ernährung entspringt.

Derselbe kann auch die Folge einer ganz örtlichen Ueberreizung sein. Auch wird diese Ent= zündung der Mundhöhle von Wärme, Röthe,

Schwellung, Speichelfluß begleitet, nicht selten bei Kinder von zwei bis vier Jahren beobachtet, bei welchen keine Zähne durchbrechen; es sind jene deren Lebensordnung unregelmäßig ist, welche große Esser sind, zu jeder Stunde alles, was ihnen unter die Hände kommt, verschlingen und ihre Eltern unaufhörlich peinigen, um etwas zu essen zu bekommen.

Wennu ein Kind unpäßlich ist und die Finger oft in seinen Mund steckt, so schreibt man diesen Umstand immer dem zu, daß die Zahnarbeit schmerzlich ist. Ist es nicht natürlich, daß ein Kind, welches einen schlechten, pappigen, bittern Geschmack oder Hitze im Munde hat, wie es sich unter dem Einflusse der meisten Krankheiten gleich wie beim Erwachsenen ereignet, mechanisch seine Hände in den Mund steckt, um die unangenehmen Empfindungen, die es darin erleidet, zu entfernen? Die Röthe der Wangen, die Hitze des Kopfes fallen überdieß den Müttern in einem Alter der Kinder auf, wo bei diesen die Eck- und Backenzähne durchbrechen; ebenso verhält es sich mit den Gehirnerscheinungen, dem Aufschrecken

im Schlafe, den Krämpfen, Fieberan=
fällen, Verdauungsstörungen aller Art und be=
sonders mit der Diarrhoe. Es ist gewiß, daß
diese Zufälle in dem Alter von einem bis zwei
Jahren viel gewöhnlicher sind, als in jeder ande=
ren Periode des kindlichen Lebens.

Auch hat man immer diese Lebenszeit als
kritisch bezeichnet, welche unter diesen jungen We=
sen viele Opfer fordert. Diese Thatsachen sind
unbestreitbar, sie sind uns wie allen Beobachtern
aufgefallen und wir sind weit entfernt dieselben in
Zweifel zu ziehen. Wir versuchen nur zu bewei=
sen, daß man ihnen eine falsche Erklärung gibt,
wenn man sie dem Zahnprozesse zuschreibt. Wir
sind überzeugt, daß zwischen diesen und den oben
bezeichneten Erscheinungen kein anderer Zusammen=
hang besteht, als ein rein zufälliges Zusammen=
treffen. Es ereignet sich sehr oft, daß ein Zahn
zu derselben Zeit durchbricht, als die Zeichen ver=
schiedener Krankheiten zum Vorschein kommen.
Man ruft alsogleich aus, indem man auf den Zahn
hinweist: Sehen sie, was das Kind krank machte!
Es ist schlechterdings, wie wenn ein Wurm beim

After oder beim Munde herauskommt; man be=
trachtet ihn als das unmittelbar schädliche Wesen
und denkt nicht mehr daran nach einer anderen
Ursache zu forschen. Man achtet nur auf das,
was in die äußern Sinne fällt und sieht nicht
weiter.

Man bedenke nur, wie leicht die Zähne und
Unpäßlichkeiten aller Art sich miteinander zeigen.

Eines Theils soll das Kind vor vollendetem
2. Jahre 16 Zähne bekommen, anderer Seits muß
das Kind in Folge seiner Schwäche, der Sorg=
losigkeit und unnatürlichen Leitung seiner physischen
Erziehung sehr oft krank werden.

Wenn die Sterblichkeit im Kindesal=
ter sehr groß ist, so begreift man leicht, wie zahl=
reich die Unpäßlichkeiten und Krankheiten sein
müssen, welche das Kind nicht ins Grab bringen.

Der Umstand, welcher den bezeichneten Irr=
thum veranlaßt, nämlich das Zusammentreffen
irgend eines krankhaften Zustandes mit dem Durch=
bruch eines Zahnes, weshalb man fälschlich den
einen dem andern zuschreibt, muß folglich sich sehr
häufig ereignen.

Aber, wird man sagen, wenn die Krankheitszufälle, welche beim Kinde zwischen dem 1. und 2. Jahre vorkommen, nicht durch den Zahnprozeß verursacht werden, warum ist also dieses Alter so fruchtbar an Krankheiten und woher kommen diejenigen, bei denen man gewöhnlich den Zahndurchbruch beschuldigt?

Nichts scheint uns leichter als das zu erklären. Man nennt diejenigen Lebensepochen ein kritisches Alter, während welcher wichtige Umwandlungen im menschlichen Körper vor sich gehen, welche ihn so lebhaft ergreifen und erschüttern, daß daraus oft tödtliche Zufälle entstehen. Das Alter welches uns beschäftigt, nämlich jenes von ein bis zwei Jahren ist dieser Bedeutung nach eines der am meisten kritischen des menschlichen Lebens.

Zwei Hauptumwälzungen gehen beim Kinde in dieser Periode vor sich. Erstens begibt es sich des rein thierischen oder vegetativen Lebens, welches es während der ersten Lebensmonate geführt hat, um allmälig mit der Außenwelt in Wechselwirkung zu treten, zweitens wechselt es in Folge des Entwöhnens gänzlich die Nahrungsweise.

Betrachten wir die Wirkungen dieser doppelten Metamorphose.

Das Alter, welches uns beschäftigt, ist dasjenige, in welchem das Kind zu gehen, zu stammeln lernt, wo Alles auf ihn einen Eindruck macht, Alles seine Aufmerksamkeit in Anspruch nimmt. Bisher ließen die äußeren Gegenstände, vor seinen Augen vorüberziehend, nur ein flüchtiges Bild darin zurück.

Das Kind sah, aber betrachtete nicht. Es lebte nur, um zu verdauen und die Eindrücke von Außen berührten sein Nervensystem nur obenhin. Wenn ein Kind aber einmal geht, so fängt es ein ganz neues Leben an.

Welch ein Bedürfniß der Thätigkeit, welche Lebhaftigkeit, welche Ungeduld bei dem geringsten Hinderniß, welches sich seiner Laune entgegensetzt! Jedermann findet darin ein Vergnügen seine erwachenden Fähigkeiten auszubilden.

Man spricht mit ihm unaufhörlich, man fragt es aus, man freut sich eines jeden Wortes, welches sein Mund zu stammeln vermag. Man führt jeden Augenblick neue Gegenstände seinen Blicken vor. Die lebhaftesten Empfindungen dringen beständig durch alle seine Sinne bis zu seinem zarten Gehirne. Es gleicht einem Reisenden, welcher in einem unbekannten Lande ankommt, wo ihm Alles neu erscheint. Es gibt gewiß keinen Abschnitt des menschlichen Lebens, wo das Nervensystem so oft und so lebhaft erschüttert wird. Soll man sich dann darüber wundern, daß die Kinder unter dergleichen Umständen Aufregungen, unruhigem Schlafe und Krämpfen unterworfen sind? Warum nimmt man, um diese Erscheinungen zu erklären, seine Zuflucht zu dem Zahnprozeß, welcher in Wirklichkeit schon im Mutterleibe beginnt, nach der Geburt ohne Unterbrechung sich fortsetzt und unmerklich langsam sich vollendet ohne größerer Kraftanwendung von Seite des Organismus, als bei allen andern Knochenpartien, welche sich gleichzeitig in den übrigen Theilen des Körpers entwickeln?

Wahrlich es wäre noch wunderbarer, wenn man diese zarten Nerven, die so erregbaren Sinne, das noch weiche Gehirn sehen würde, ohne Störung und ohne Sturm den Erschütterungen zu widerstehen, welche sie unaufhörlich von allen Seiten treffen.

Eine andere nicht weniger gründliche Veränderung geht beim Kinde während der erwähnten
Periode, zwischen dem Ende des ersten Lebensjahres und dem Alter von zwei bis dritthalb Jahren vor sich. Man entzieht ihm das so milde
Nahrungsmittel, dessen Zusammensetzung seiner Organisation so gut entspricht und welches ihm die
Vorsehung in den Brüsten der Ernährerin verschafft hatte. Man unterzieht den Magen einer
künstlichen Ernährung, welche verschiedenartig, oft
schlecht bereitet und deren Bestandtheile im Allgemeinen mit geringer Rücksicht gewählt sind. Welche
Probe für Magen und Gedärme, welche durch eine
so lange Zeit an die milde Berührung der Milch
gewöhnt waren! Ist es zu wundern, wenn ein
solcher Wechsel krankhafte Erscheinungen von Seite
der Verdauungswege hervorruft und wenn die Kinder häufig mit Diarrhoe behaftet werden?

Und wenn man an alle ihre Abweichungen
von der Lebensordnung, an alle die unverdaulichen
Stoffe denkt, welche man ihnen zu essen gibt aus

Mangel an Kenntniß derjenigen, die ihnen am besten zukommen, oder um sich die Mühe der Bereitung zu ersparen, wenn man die unzähligen Uebertretungen der Gesetze der Diätetik überlegt, welche die Unwissenheit, die Sorglosigkeit und die Vorurtheile der Familien täglich begehen, so ist man wahrlich gezwungen sich zu fragen, wie man hat glauben können, daß es nöthig wäre zur Dazwischenkunft der Zähne die Zuflucht zu nehmen, um die Verdauungsstörungen zu erklären, welche sich so häufig bei Kindern dieses Alters zeigen.

Wäre es möglich, daß es anders sein könne? Endlich der letzte der Zufälle, welche wir als dem Zahnprozesse fälschlich zuschrieben, aufgezählt haben, ist das Fieber.

Wie könnte man sich darüber wundern, daß die Kinder während dieser Periode ihres Lebens oft von Fieberanfällen heimgesucht werden, wo ihre Organisation so vielen Störungen unterworfen ist? Aber man bedenke, wie sich der Irrthum, welcher dieses Fieber den Zähnen zuschreibt, in den Kopf der Mütter einschleicht: Das Fieber führt Hitze des Mundes, Durst, Röthe der Wan=

gen nach sich; alsogleich nehmen die Mütter die
Wirkung für die Ursache und rufen, daß die Zahn=
arbeit schwierig, und das Fieber ihre Folge ist.

Wir sind täglich Zeuge solcher Täuschungen.
Eine Fieberbewegung wird beim Kinde sehr leicht her=
vorgerufen. Eine mühsame Verdauung, eine geringe
Verkühlung reichen hin, um dieselbe herbeizuführen.

Bei der Leichenöffnung eines Kindes, dessen
Tod den Schwierigkeiten und den Schmerzen des
Zahnens zugeschrieben wurde, ist man nie im Stande,
anatomische, auf den Zahnprozeß sich beziehende
Strukturveränderungen aufzufinden.

Manche Schriftsteller, um zu erklären, daß der
Durchbruch der Zähne, welcher ihnen in der ersten
Kindheit so gefährlich zu sein scheint, bei den Kin=
dern von sieben bis zehn Jahren unmerklich vor
sich geht, sind gezwungen zu einer Hypothese ihre
Zuflucht zu nehmen, welche nicht im Geringsten
begründet ist. Sie setzen voraus, daß die jungen
Kinder mit einer übermäßigen Empfindlichkeit be=
gabt sind, welche die Kinder von sieben Jahren
nicht besitzen. Wenn man dieses auch zugibt, so
wäre es wenigstens unmöglich zu läugnen, daß die

letzteren nicht gäuzlich der Empfindlichkeit beraubt sind. —

Wie werden sie dann erklären, daß der Ein= riß des Zahnfleisches durch den Zahn, welcher eine Art von Marter für den Säugling sein soll, bei dem Kinde von sieben Jahren ohne den geringsten Schmerz geschieht? Dieses müßte wenigstens einen Schmerz erleiden, welcher dem Grade der Empfind= lichkeit, mit der es begabt ist, im Verhältnisse steht. —

Wir glauben aber, daß dieses Uebermaß von Empfindlichkeit den jungen Kindern ohne Grund zugeschrieben worden ist. Unsere Meinung über diesen Gegenstand ist von der anderer Schriftsteller ganz verschieden.

Betrachtet das lebhafte, ungestüme, aufregbare kleine Mädchen von neun Jahren; betrachtet eine magere blasse Frau von 25 Jahren, welcher die geringste Gemüthsbewegung eine Ohnmacht zuzieht, das geringste Leiden die lebhafteste Schmerzäuße= rung entlockt, welche nach ihrem eigenen Ausdruck ganz nervös ist; und saget mir, wie es kommt, daß das erste seine 28 bleibenden Zähne, und die zweite ihre vier Weisheitszähne bekommt, ohne daß sie davon die geringste Empfindung haben?

Wir behaupten, daß sie doch viel lebhafter fühlen, als ein Kind von sechs Monaten. In der That tritt jedes organische System erst dann in seine volle Thätigkeit, nachdem seine Ausbildung vollendet ist. Die Hauptfunktion des Nervensy= stems ist die der Empfindung. Nun aber ist der Neugeborne noch ein unvollkommenes Wesen, des= sen Organisation sich erst vervollständigen soll. Man kann die Zeit, welche unmittelbar nach der Geburt, und während des ersten Jahres verläuft, eine Reihenfolge von Bildungsvorgängen nennen, deren eine Hälfte im Schooße der Mutter und die andere Hälfte außer demselben stattfindet. Alles trägt beim Neugebornen den Siegel der Schwäche an sich. Sein Leben gleicht einer schwachen Flamme, welche der Hauch der Krankheit oft mit furchtba= rer Schnelligkeit auslöscht. Während der ersten Monate sind seine Sinne kaum geweckt; es lebt ein rein vegetatives Leben. Sollte man wegen sei= nes häufigen Geschreis eine übertriebene Empfind= lichkeit bei ihm voraussetzen? Aber das Kind be=

ſitzt kein anderes Mittel als das Geſchrei, ſeine
Empfindungen aus was immer für Urſachen und
von was immer für einer Natur zu äußern; das
iſt ſeine Art, ſein Daſein zu bezeugen, das iſt ſeine
Sprache, um ſeine Begierden, ſeine Eindrücke aller
Art kund zu geben. Das geringſte Unwohlſein, das
kleinſte Bedürfniß macht es ſchreien, weil es nicht
anders ausdrücken kann, was in ihm vorgeht, und
weil ihm überdieß das Gefühl von Zwang gänz=
lich fremd iſt, wodurch es geſchieht, daß man in
einem andern Lebensalter die Kundgebung irgend
eines Leidens zu unterdrücken weiß.

Aber in der That man kommt auf den Ge=
danken, daß ſein Nervenſyſtem mit einer weniger
lebhaften Empfindlichkeit begabt iſt, als bis im
Verlaufe der Jahre ſeine phyſiſche Organiſation
vervollkommt iſt. Man bedenke nur, wie die chirur=
giſchen Operationen von Kindern vertragen wer=
den. Man ſieht oft Neugeborne nach der Opera=
tion einer Haſenſcharte in den folgenden Tagen
munter, ruhig und mit Begierde ſaugen trotz der
noch in den Lippen ſteckenden Nadeln; ſie ſchlafen
nach der Operation ſo ruhig wie früher. Glaubt

man, daß ein Kind von neun Jahren oder eine nervöse Frau von 25 Jahren unter gleichen Umständen nicht mehr klagen würde?

8. Einwirkung der Kälte.

Nach einer fehlerhaften Ernährung verursacht die Einwirkung der Kälte die meisten Unpäßlichkeiten und schweren Krankheiten in der Kindheit.

Die Zahl der jungen Kinder, welche Entzündungen und Katarrhen unterliegen, ist bedeutend. Besonders fordern diese Krankheiten von der Geburt bis zum dritten Lebensjahre zahlreiche Opfer.

Brustentzündungen bei den Kindern in der Wiege! Dieß erregt eine sehr große Verwunderung bei den meisten Leuten. Man ist in den Familien weit entfert dieß zu vermuthen. Die Kennzeichen, welche bei Brustentzündungen der Erwachsenen am meisten auffallen, das Seitenstechen, der blutig gefärbte Auswurf mangeln beinahe immer bei denen der Kinder. Die Eltern vermuthen sehr häufig das wahre Uebel gar nicht, welches die

Gesundheit ihres Kindes stört; denn die zwei haupt=
sächlichen Irrthümer in Hinsicht der Würmer und
der Zähne beherrschen gewöhnlich die ganze Arz=
neikunst der Mütter. Das mit einer Lungenent=
zündung behaftete Kind hat Fieber, dieses Fieber
belebt seine Wangen, macht den Mund heiß und
pappig; es führt oft die Finger dahin, gleichsam
um den schlechten Geschmack, den es darin empfin=
det, zu beseitigen. Wenn diese Kennzeichen zum
Vorschein kommen, ermangeln die Mütter nicht aus=
zurufen: Es ist kein Zweifel, es leidet an den
Zähnen!

Der Schleim gelangt aus der Brust in die
Kehle, reizt das Kind zum Husten und ruft oft so=
gar, wenn er sich da ansammelt, beschwerliche Er=
stickungsanfälle hervor. Wie soll man dabei nicht
an Würmer denken, welche aus dem Magen in
den Schlund gekrochen sind und das Kind zu er=
sticken drohen?

Das ist der enge und fehlerhafte Kreis, in
welchem sich die ganze Krankheitslehre der Leute
bewegt in Hinsicht dieser so zahlreichen Klasse der
Kinderkrankheiten, nämlich der Entzündungen der

Lunge. Und während der von den Grillen des Zahnens befangene Geist in einer blinden Unthätigkeit verharrt, oder während man dem Kinde Wurmmittel eingibt, um das eingebildete Eindringen der Eingeweidewürmer in den Schlund zu verhindern, macht die Anschoppung der Athmungswege rasche Fortschritte und führt schnell den kleinen Kranken zum Erstickungstode. Dann rufen die Eltern aus: Armes Kind, es ist gestorben, weil es die Zähne hat nicht durchstechen können; oder auch: es ist durch die Würmer erstickt worden. Der Arzt seinerseits, welcher die Leiche des Kindes öffnet, findet weder Würmer im Halse, noch Zähne in ihrem Durchbruch gehindert. Wisset ihr, was er entdeckt? eine mit Entzündungsprodukten, Schleim, Eiter, Blut gefüllte Lunge.

Wie kann die Einwirkung der Kälte so schwere Folgen nach sich ziehen? Indem sie die Schweißporen der Haut verschließt und die Ausdünstung sowohl der Haut, als auch der Lunge vermindert.

Man muß die unmerkliche Hautausdünstung in Form des Dunstes von der stärkeren sichtbaren Schweißabsonderung unterscheiden; die Rolle, welche

9 *

die erstere in der Gesundheit des Menschen spielt, ist sehr wichtig.

Wer würde glauben, daß vier Fünftel des Materials, welches durch die Nahrung täglich in den Körper eingeführt wird, auf dem zweifachen Wege der Hautausdünstung und der Lungenaus= athmung entleert werden? Ein Fünftel nur geht mit dem Harne und dem Darmkothe ab.

Bei dem Kinde ist diese doppelte Thätigkeit noch mehr ausgeprägt, als bei Erwachsenen. In der That dient die Nahrung bei den jungen We= sen nicht nur zur Erhaltung des Körpers, sondern auch zu seiner Entwickelung. Die Natur hat dem Kinde einen lebhafteren Appetit gegeben; es verzehrt eine viel beträchtlichere Menge von Spei= sen. Es ist auch nichts gewöhnlicher bei Kindern, die sich auch wohl befinden und kräftig sind, als gewisse Theile ihres Körpers, wie die Stirn und die Handflächen von einem mehr oder weniger reichlichen Schweiße beständig naß zu sehen.

Man muß nur begreifen, wie die Einwirkung von Kälte, sei es, indem sie geradezu auf die Ober= fläche der Haut einwirkt oder indem sie beim Ath=

men bis in die Bruft einbringt, die doppelte Aus=
dünftung, die hier vor fich geht, behindern muß.
Es folgt daraus, daß die Stoffe, welche auf die=
fem doppelten Wege aus dem Körper ausgeführt
werden follen, gegen die inneren Organe zurückge=
führt werden, befonders gegen die Lungen, wo fie
Anfchoppungen, Entzündungen verurfachen. Daher
kommt es, daß die kalte Jahreszeit gewöhnlich fehr
fruchtbar an fchweren Krankheiten ift und in wel=
cher die Sterblichkeit die höchfte Ziffer erreicht.

Man fchreibt Ludwig XIV. eine Aeußerung
zu, die voll Wahrheit ift, und unfere Ideen über
die Frage, die uns befchäftigt, vollkommen in fich
fchließt. Der große König führte die Belagerung
von Bifanz, und obwohl die Kälte, die fich fühlbar
machte, ziemlich mäßig war, fo waren alle Perfo=
nen feines Gefolges über die vielfache Kleidung,
die er anhatte, erftaunt. Einer von ihnen nahm
fich die Freiheit ihn zu fragen, ob er nicht zu heiß
hätte. „Vielleicht, antwortete er, aber vergeffen fie
nicht, daß die Hiße nur ein unbequemer Feind,
während die Kälte ein lebensgefährlicher Feind ift.“
Ludwig XIV. hat 77 Jahre gelebt.

Wir glauben, daß die schädliche Einwirkung der Kälte sich vielmehr auf der Hautoberfläche kund gibt, als indem sie mit der eingeathmeten Luft in die Brust eindringt. In der That sieht man die Bewohner des Nordens die strengste Kälte ertragen und unbeschadet eine Luft von 24 Grad Kälte einathmen unter der Bedingung, daß die Oberfläche ihres Körpers durch dichte Bekleidung geschützt ist.

Auch glauben wir, daß man die Kinder zu jeder Zeit kann spazieren führen, wenn man Sorge dafür trägt, ihre Haut gegen Einwirkung der Kälte durch hinlänglich warme Kleider zu schützen. Wir meinen besonders Kinder, welche noch nicht laufen können. Die andern müssen sich auch durch Bewegung erwärmen.

Es ist wesentlich hier einer Thatsache von großer Wichtigkeit zu erwähnen; nämlich daß das neugeborne Kind nicht hinreichend Wärme durch sich selbst erzeugt. Es erkälte sich mit der größten Leichtigkeit und benöthigt von einer künstlichen Wärme umgeben zu sein.

Es wird also rathsam sein, Kinder erst nach

Verlauf der ersten drei oder vier Monate, im Frühlinge, Sommer oder Herbst (nie im Winter) und auch dann nur an heitern windstillen Tagen, bei einer Temperatur von wenigstens 15 bis 18 Grad Wärme, auf freie mit Gras bewachsene ruhige Plätze oder in Gärten zu bringen.

Kinder, welche im Spätherbst zur Welt kommen, sollen erst im nächsten Frühlinge ausgetragen werden.

Man braucht selten zu fürchten, daß das Kind während der ersten Periode seines Daseins zu warm gehalten wird; gerade während der ersten zwei oder drei Jahre beobachtet man bei den Kindern die große Anzahl von Entzündungen der Athmungsorgane, welche aus Verkühlung entstehen; je zarter das Alter des Kindes ist, desto häufiger und gefährlicher sind diese Krankheiten.

Aber auch dem Einfluße großer, anhaltender Hitze muß das Kind entzogen werden. Viele Krankheiten, wie Blutandrang nach dem Kopfe, Krämpfe u. s. w. sind als Folge ihrer Einwirkung zu betrachten; daher als Regel gelten muß, daß das Kind nie starker Sonnenhitze, z. B. Mittags, auszusetzen sei, daß es vielmehr in heißen Tagen in den kühleren Zimmern zu verbleiben habe.

Die Lehren, welche wir eben vorbringen, werden von Seite der Anhänger der lacedemonischen Erziehung lebhafte Einwürfe hervorrufen. Warum wird man sagen, die Kinder auch gewöhnen, so warm gekleidet zu werden? Man wird dadurch ihre Haut zarter und empfindlicher machen. Man soll sie gegen alle schädlichen Einflüsse abhärten, sie gewöhnen alles zu ertragen. Wir sind weit entfernt, eine weichliche und weibische Erziehung zu vertheidigen, besonders für die Knaben.

Wir geben zu, daß man die Kinder gewöhnen soll atmosphärischen Unbilden zu trotzen.

Wir sagen nur, daß die Eltern sich nicht beeilen sollen, sie in dieser Hinsicht abzuhärten; sie haben genug Zeit dieß zu thun, wenn die Kinder älter geworden sind. Wartet mit der Abhärtung eurer Kinder gegen die Kälte, bis sie wenigstens fünf oder sechs Jahre zählen, auch mehr oder weniger nach der Stärke ihrer Constitution. Ihr werdet noch genug Jahre vor euch haben, um sie gegen die Unbilden der Jahreszeiten abzuhärten, be=

vor sie noch ihre vollständige Entwicklung erreicht haben. Aber wenn ihr die jungen Kinder zwingt, die Kälte einer rauhen Jahreszeit zu trotzen, deren zarte Haut beinahe immer der Sitz einer milden Feuchtigkeit ist, so erklären wir euch im Namen der Erfahrung, daß viele unter ihnen davon zum Opfer werden.

Trefflich antwortet Lederer auf den Gemeinspruch, mit dem man uns oft entgegentritt: „Man sehe ja die Kinder der armen Volksklasse, der Landleute der Kälte und der Nässe ausgesetzt, recht kräftig heranwachsen." Solch' ein Sprechen war nie in den Hütten des Volks der verschiedensten Länder, hat nie dort geweilt, um die Opfer, die solchen Einflüssen fallen, zu zählen; hat nie die harte schwer durchdrungene Jugend der Ueberlebenden beobachtet; sein Auge war blind für ihr frühzeitiges Altern, blind für ihre körperliche und geistige Verkümmerung.

Hier wollen wir auch die Gelegenheit benützen, des Bades und der kalten Waschungen bei Kindern zu erwähnen.

Das Baden des Kindes in einem Wasser von

*

25 bis 26 Grad R. soll in der Regel während der ersten Monate täglich, nach vier Monaten jeden zweiten Tag, im zweiten Jahre wöchentlich wenigstens zweimal, und in den späteren Kinderjahren wenigstens einmal die Woche wiederholt werden.

Nach den ersten zwei Jahren kann man die Temperatur des Bad- und Waschwassers allmälig verringern, bis sie endlich gegen das sechste Jahr jener der Zimmerluft (18° R.) näher kommt.

An schönen Sommertagen ist das Baden im Flußwasser fünf- und mehrjährigen Kindern wohl zu empfehlen, wenn sie sich dabei auf feinem sandigen Boden selbstthätig bewegen.

Bei Kindern jeden Alters, wenn diese an Fieber, Husten, Durchfall darnieder liegen, so wie, wenn Ausschläge welcher Art nur immer sich zeigen, sollen Bäder nicht in Anwendung gebracht werden, bevor die Mutter ärztlichen Rath eingeholt hat.

Das von vielen anstatt des Badens empfohlene Waschen des ganzen Körpers gewährt dem neugebornen Kinde nicht nur keineswegs die nämlichen Vortheile, sondern kann selbst durch dabei leicht eintretende Erkältung höchst schädlich werden.

Die kalten Waschungen des Körpers sollen erst bei Kindern, welche schon selbstständig gehen können, an Tagen, wo man sie nicht badet, mit Vorsicht bei erhöhter Temperatur der Zimmerluft, vorgenommen werden; doch darf der Uebergang vom Waschen mit warmen zum kälteren Wasser nur allmälig geschehen. Dabei wird das Kind nackt in ein trockenes Waschbecken gestellt, mit dem nassen Schwamm am ganzen Körper abgewaschen, dann in ein Tuch eingewickelt, und abgetrocknet, worauf man es ankleidet, wenn die Waschung des Morgens vorgenommen wird, geschieht sie aber gegen Abend, so wird das Kind schlafen gelegt.

Die oben angeführten Krankheiten, welche das warme Bad verbieten, gestatten auch die kalten Waschungen nicht.

9. Einfluß der Jahreszeiten.

Alle belebten Wesen unterliegen dem Einflusse der Jahreszeiten. Die verschiedenen Wechsel des Pflanzenlebens sind der Folge der vier Perioden, welche das Jahr theilen, gänzlich unterworfen. Auf die Individuen des Thierreichs machen sie einen nicht geringen Eindruck.

Wie sollte einem Arzte die Verschiedenheit nicht auffallen, welche zwischen den Krankheiten des Frühlings und jenen des Herbstes herrscht? Der allgemeine Gesundheitszustand bietet ein ganz entgegengesetztes Bild in diesen zwei Epochen des Jahresumlanfes dar. Zu Ende des Winters treten Entzündungen der Athmungsorgane, Katarrhe, Brustfellentzündungen, Halsentzündung, Schnupfen auf. Alle diese Krankheiten kehren periodisch zu derselben Zeit mit derselben Pünktlichkeit zurück, wie die ersten schönen Tage die Schmetterlinge und Grasmücken mit sich bringen. Dem Sommer, welcher entflieht, folgen die Entzündungen der Verdauungsorgane, Durchfälle, Ruhr, gastrische und Wechselfieber.

Wir wären deshalb geneigt, das Jahr in ärztlicher Rücksicht in zwei Jahreszeiten einzutheilen, die schöne und schlechte, die kalte und die warme Jahreszeit. In der That ändert sich der Gesundheitszustand der Bevölkerung nur zweimal des Jahres in einer streng verschiedenen Art, nach der Sommerhitze und nach der Winterkälte.

Wenn die erwachsenen Personen von der Ein=
wirkung des Wechsels der Jahreszeiten leiden, um so
mehr muß die zarte Organisation der Kinder davon
ergriffen werden.

Ein Hauptumstand in der Gesundheit der Kin=
der ist die Leichtigkeit, mit welcher sie zuerst von
Krankheiten befallen werden, welche die periodische
Bewegung der Jahreszeiten hervorbringt. Und doch
sind die Eltern weit entfernt, dieses zu vermuthen.
Wenn ein Kind zu Ende des Winters von einer Lun=
genentzündung oder zu Ende des Sommers von einer
Darmentzündung befallen wird, so muthmaßen die
Mütter kaum je die entfernte Ursache, welche in der
Länge der Zeit die Gesundheit ihres Kindes gestört
hat. Es sind beinahe immer die Würmer und die
Zähne, welche sie voraussetzen, hier endigt ihr medi=
zinischer Gesichtskreis, über den sie nicht weiter hin=
aus blicken.

Beachtet die richtigen Folgerungen, welche aus
solchen Beobachtungen entspringen. Wenn euer Kind
in der Jahreszeit, wo die Lungenkrankheiten herrschen,
krank wird, so vergeudet nicht die kostbare Zeit, in=
dem ihr in dem Fantasiereich der Zahnung und der

Würmer herumirrt, sondern fraget alsogleich, ob es nicht einen Lungenkatarrh oder eine Brustfellentzündung hat. Befindet man sich in der schönen Jahreszeit, im Monate August z. B., so gebet auf die Darmreizungen Acht, bewachet mehr als zu jeder andern Zeit die geringsten Störungen des Magens und der Gedärme und seid viel strenger als sonst in der Wahl der Speisen.

Um die Kinder vor den Krankheiten zu schützen, welche der Wechsel der Jahreszeiten mit sich bringt, ist es nothwendig, ihre Diät zu überwachen und selbst nach der Jahreszeit zu ändern; bei der Annäherung des Frühlings soll man mehr, als zu jeder andern Zeit die zu reichlichen Mahle, die zu nahrhaften und zu hitzigen Speisen vermeiden, um sie vor dem Säfteüberfluß zu verwahren; zu Ende des Sommers soll man an die Bevorstehung der Darmentzündungen denken, den Diätfehlern vorbeugen, eine leicht verdauliche Nahrung und abkühlende Getränke geben.

Familienmütter, haltet stets diese großen Einflüsse vor Augen, welche das Leben euerer Kinder so mächtig berühren; höret auf, sich ewig in dem

engen und irrigen Kreise der Würmer und des Zah=
neus zu drehen.

10. Epidemien.

Die Kinder werden wegen ihrer größeren Em=
pfänglichkeit von den meisten epidemischen Krankheiten
viel leichter ergriffen als die Erwachsenen.

Wir nennen epidemische Krankheiten diejenigen,
von welchen die Bevölkerung zu unbestimmten Zeit=
epochen befallen wird, und welche oft Zwischenräume
von mehreren Jahren von einander trennen.

Diese Krankheiten sind dem zufolge den Einflüs=
sen fremd, welche gewöhnlich in jeder Gegend ihre
Wirkung äußern, wie das Wasser, der Boden, der
Himmelsstrich, die geographische Breite, die gewöhn=
lichen Bedingungen der Gesundheit. Ihre veranlas=
sende Ursache ist zufällig in die Ortschaft eingeführt
worden, wo man dieselben wüthen sieht.

Die epidemischen Krankheiten müssen einem be=
sonderen Stoffe zugeschrieben werden, dessen Träger
die Luft ist, welcher mit derselben durch das Athmen

in die Lungen eindringt, sich in allen Theilen des
Körpers mit dem Blute verbreitet, und im menschlichen Organismus nach der besonderen Natur einer
jeden der epidemischen Krankheiten verschiedene Zufälle hervorruft. Die Luft spielt hier eine dem
Wasser analoge Rolle, welches die Gifte in sich
aufgelöst erhält, welche durch ihre Einführung in
den Magen wirken.

Woher können so mächtige Agenzien kommen, und diese furchtbaren Krankheiten hervorrufen? Worin bestehen sie? Niemand weiß es, nichts
ist geheimnißvoller, als ihr Ursprung und ihre
innere Wesenheit. Sie entziehen sich gänzlich unserer Wahrnehmung, sie sind keinem unserer For-
schungsmittel zugänglich, sie offenbaren sich uns
nur durch ihre fürchterlichen Wirkungen.

Welche große Fruchtbarkeit für unsere Einbildungskraft entwickelt die Natur in ihren so man-
nigfaltigen Schöpfungen! Außer den Gegenständen
welche unseren Sinnen auffallen, und deren Verschiedenheit schon ohne Grenzen ist, hat sie eine
Welt von unendlich kleinen Gegenständen geschaffen,
die wir nur mit Hilfe des Mikroskopes erforschen

können, und welche für sich allein eine zweite Welt bilden.

Aber das ist nicht Alles. Es besteht eine dritte Reihe von Schöpfungen, deren Wichtigkeit beinahe noch größer ist, als jene der zwei ersten, es ist jene der unwägbaren Materien, wohin die Elektricität, der Magnetismus und alle jene Stoffe gehören, welche für uns ungreifbar sind, in deren Wirkungen aber die größten Phäno= mene der Natur bestehen, unter diese reihen wir die Grundursachen der großen Epidemien. Wie jene sind auch diese für uns ungreifbar. Der Eiter, welcher sich in den Pusteln des mit Blat= tern behafteten Kranken bildet, unterscheidet sich, chemisch untersucht, in nichts von dem gewöhn= lichen Eiter. Und doch kann ein Tröpfchen die= ser Flüssigkeit unter die Oberhaut eines gesun= den Menschen gebracht, in diesem eine tödtliche Blatternkrankheit verursachen. Bis jetzt ist es auch keinem Naturforscher gelungen, während der Herrschaft einer Epidemie nur die geringste Ab= weichung in der chemischen Zusammensetzung der Luft zu entdecken.

Verständigen wir uns zuerst über das Wort Contagiosität, Ansteckbarkeit, welche von Vielen falsch begriffen und falsch erklärt wird. Wenn man behauptet, daß dieser Name nur denjenigen Krankheiten zukommt, welche man sich durch Berührung der Kranken oder der Gegenstände, deren sie sich bedient haben, zuzieht, so wird die Zahl der ansteckenden Krankheiten sehr verringert werden. Außer der Krätze, der Syphilis und dem Erbgrind wird man wenige Krankheiten finden, welche sich durch die unmittelbare Berührung der Kranken weiter verbreiten. Wenn man aber jene Krankheiten ansteckbar nennt, deren Verbreitung mittelst der Ausdünstung vor sich geht, deren Ausgangspunkt die kranken Körper sind, und welche sich in der Atmosphäre verbreitet, hernach in die gesunden Körper mit der eingeathmeten Luft einbringt, so behaupten wir, daß alle epidemischen Krankheiten contagiöse sind.

Aber das Wort Contagiosität (Krankmachen durch Berührung) paßt nicht in diesem Falle, man müßte es mit jenem der Infektion (Ansteckung) ersetzen. Die medizinischen Schulen leugnen es, daß das typhöse Fieber sich auf diesem Wege mittheilen könne. Und doch beweisen die in kleinen Ortschaften beobachteten Thatsachen das Gegentheil auf die augenscheinlichste Weise.

Alle epidemischen Krankheiten z. B. Masern, Keuchhusten, Scharlach, Blattern, Typhus, Cholera, können sich auf diese Art weiter verbreiten. Warum erfahren alle Körper, in welche der epidemische Krankheitsstoff eindringt, nicht dieselben Wirkungen davon? Dieß kommt von der Verschiedenheit der individuellen Anlage. Haben die Physiker nicht die Beobachtung gemacht, daß alle Menschen nicht dieselbe Fähigkeit haben die Electricität zu leiten?

Die physische Constitution der Individuen spielt keine geringe Rolle in der Entwickelung epidemischer Krankheiten. Der eine wird von tödtlichen Blattern in seiner frühesten Jugend ergriffen, während der Andere ohne geimpft zu sein, zehn Epidemien von Blattern während seines langen Lebenslaufes wird ohne Gefahr vorübergehen sehen; oder auch, wenn er davon befallen wird, so erreicht die Krankheit bei ihm nur einen sehr geringen Grad.

Gibt es Zeichen, um zu erkennen, ob ein Individuum mehr oder weniger geneigt ist, diese oder jene epidemische Krankheit sich zuzuziehen? Man hat kein solches entdeckt. Mitten in dieser Unge= wißheit ist das Vernünftigste immer vorauszusetzen, daß jede Person diese unangenehme Anlage in sich haben kann, und darnach zu handeln.

Dieser besondere Zustand des Organismus, welchen wir mit dem Namen der Predisposition belegen, ohne ihn näher bestimmen zu können, hat oft wenig zu bedeuten, wie es der folgende Fall beweist: Wir haben zwei liebliche Zwillinge seit ihrer zarten Kindheit behandelt, welche körperlich einan= der so ähnlich waren, daß es uns stets unmöglich war, den einen von dem andern zu unterscheiden. Sie waren auf dieselbe Art erzogen, aßen dasselbe, lagen beisammen, mit einem Wort sie waren unter ganz gleichen Umständen gepflegt, es war von ihnen vor dem Alter von eilf Jahren nie der eine ohne dem andern krank. Es herrschte eine merkwürdige Gleich= heit in allen ihren Krankheiten; dieselbe erreichte aber ihre Grenzen.

Sie waren eilf Jahre alt, als der eine von ihnen von Masern befallen wurde. Der andere

Zwilling, auch ein Mädchen, hörte nicht auf bei seiner Schwester während der ganzen Dauer der Krankheit zu schlafen. Wir zweifelten nicht im geringsten, daß diese die Masern ebenfalls bekommen werde. — Doch die Krankheit hatte sie zu unserer großen Verwunderung gänzlich verschont.

Die Krankheitsanlage kann in einem gewissen Alter, während einer langen Lebensdauer nicht bestehen und sich viel später zeigen. Es gibt Personen, welche bis über 50 Jahre alt werden, ohne die Blattern zu bekommen; sie sind nicht geimpft, können trotzdem eine große Zahl von Blatternepidemien vorübergehen sehen, sogar mit Blattern Behaftete besuchen, ohne davon befallen zu werden. Dieselben Personen können aber noch nach ihrem fünfzigsten Lebensjahre daran erkranken.

Wir wollen nun die hauptsächlichsten Irrthümer angeben, welche unter den Leuten in Hinsicht der epidemischen Krankheiten herrschen. Man weiß daß nach unserer Ansicht alle diese Krankheiten wahre Vergiftungen sind, durch ein sehr feines und oft sehr gefährliches Gift verursacht. Wir sind daher weit entfernt die ungereimte Ansicht zu theilen, daß

einige dieser Krankheiten, wie die Blattern der Ge=
sundheit zuträglich sind, daß sie blutreinigend wir=
ken, indem sie die verdorbenen Säfte des Körpers
entfernen. Nichts ist gefährlicher, als solche Ideen. Sie
sind dennoch ziemlich allgemein verbreitet. Wir haben
einen ehrwürdigen Herrn gekannt, welcher dieselben
in seinem Wirkungskreise verbreitet und dadurch die
Eltern von der Impfung abwendig gemacht hat.

Nein, keine dieser Krankheiten ist nützlich.
Alle sind gefährlich.

Man sieht auch Eltern, welche gar keine Vor=
sicht beobachten, um ihre Kinder vor Masern oder
vor Scharlach zu schützen, unter dem Vorwande,
daß die Kinder davon früher oder später befallen
werden müssen. Das ist eine falsche Idee und ein
unvernünftiges Verfahren.

Man sieht viele Erwachsene, die niemals an
diesen Krankheiten gelitten haben. Nichts verpflichtet
die Kinder einen gleichen Tribut zu zahlen. Ueber=
dieß weiß man nie voraus, ob ein Kind die An=
lage besitzt von diesen Krankheiten in schwerer oder
leichter Weise befallen zu werden; es ist immer ein
gefährliches Glücksspiel, wozu man sich verleiten

läßt, indem man das Kind der Ansteckung aussetzt. Wir haben mehrere Male Eltern bitter bereuen gesehen, daß sie auf gleiche Art verfahren haben.

Aber, wird man uns sagen, wird euere Lehre über die Verbreitungsart der epidemischen Krankheiten nicht diejenigen von den Kranken verscheuchen, welche von der Natur berufen sind, für sie zu sorgen und sie zu warten? Werden sie nicht durch die Furcht zurückgehalten, das unsichtbare Gift in sich aufzunehmen, womit die sie umgebende Luft geschwängert ist?

Wir begreifen nicht, wie Menschen so feige sein können, einen Verwandten, einen Freund zu verlassen, welcher leidend und in Todesgefahr darniederliegt. Man kennt die Strafe, welche das Kriegsgesetz dem Soldaten auferlegt, welcher am Tage der Schlacht dem Feinde den Rücken kehrt.

Ist er etwa schuldiger als jener Bruder, welcher seinen sterbenden Bruder flieht, — als die obrigkeitliche Person, der Priester, der Arzt, welche ihre Pflicht zur Zeit einer Epidemie vergessen, oder welche sie nur zur Hälfte erfüllen?

In der That, wenn eine Epidemie in einer

Stadt oder in einer Gegend wüthet, ist es nicht nöthig, sich einem Kranken zu nähern, um die Krankheit zu bekommen, wenn man in einem gewissen Grade die geheimnißvolle Anlage dazu in sich trägt.

Wenn ihr eine starke Anlage zu einer Krankheit in euch traget, so werdet ihr höchst wahrscheinlich der Ansteckung nicht entgehen, wenn ihr auch noch so weit fliehet, weil es euch unmöglich sein wird, eine gewisse Menge des Krankheitsstoffes mit der Luft des Ortes einzuathmen, wo die Krankheit wüthet. Wenn ihr aber keine Anlage dazu habet, so könnt ihr in der Nähe der Kranken leben, wie die Priester, die Aerzte, die Krankenwärterinnen, welche gewiß nicht häufiger als andere Leute erkranken.

Scheuen wir uns nicht die Ansteckbarkeit epidemischer Krankheiten öffentlich auszurufen, damit man sich nicht unnützer Weise der Gefahr aussetzt, diese Krankheiten sich zuzuziehen, indem man denjenigen die damit behaftet sind, unzeitige Besuche macht. In der That, obgleich die Luft den Krankheitsstoff auf eine gewisse Entfernung vom kranken Körper tragen kann, ist es gewiß, daß je mehr man sich da-

von entfernt, das Gift in der Luft desto mehr verdünnt ist, während die Luftmenge, welche den Kranken unmittelbar umgibt, das Gift im höchsten Grade
der Verdichtung enthalten muß.

Wir werden nicht unterlassen hier einen Irrthum zu bekämpfen, welcher die Ausschlagsfieber,
die Masern, die Blattern, den Scharlach betrifft
und die traurigsten Folgen nach sich zieht. Für die
meisten Leute besteht die ganze Krankheit in dem
Ausschlage, welcher an der äußern Haut entsteht.
Ihre Einbildung wird nur von den Erscheinungen
berührt, welche an der Außenfläche des Körpers
vor sich gehen und in die Sinne fallen, es ist wie
bei den Würmern und Zähnen. In den Augen des
Arztes im Gegentheil ist der Zustand der Haut nur
untergeordneter Art. Die Haupterscheinung besteht
in dem lebhaften Fieber, in der heißen Gährung
des Blutes, welche das aufgenommene Gift hervorruft. Das Wesen der Krankheit besteht eben so
gut in den allgemeinen Zufällen, als diese immer
dem Ausschlage vorangehen und ihn oft überdauern;
die Entzündung der Haut ist nur der Ausfluß und
in gewisser Weise der äußere Ausbruch der Flamme,

welche das Innere des Körpers verzehrt. Wenn der
Kranke unterliegt, so ist es das innere Leiden, welches ihn durch seine übermäßige Heftigkeit tödtet.
Man darf nicht glauben, daß der äußere Ausschlag
davor schützt; man sieht oft Blattern= und Schar-
lachkranke mit einem sehr reichlichen Ausschlage
sterben. Die Heftigkeit des Ausschlages ist gewöhnlich der des Fiebers angemessen, welches selbst
mit dem Grade der epidemischen Vergiftung im Verhältnisse steht. Wenn man Kranke sterben sieht,
bevor der Ausschlag zum Vorschein kam, oder nach
dem er verging, so ist es nicht deßhalb, weil er
nicht erschien oder weil er verschwunden ist; dieß
kommt daher, weil das Uebel solche Verwüstungen
im Innern des Körpers angerichtet hat, daß der
gewöhnliche Verlauf der Krankheit gestört worden
ist und ihr äußerer Ausbruch darunter gelitten hat.

Aus diesem Vorurtheile, welches sich des
Geistes der Leute in Hinsicht des Hautausschlages
bemächtigt, folgt, daß sie sich bemühen, die Haut
der Kranken durch alle möglichen Mittel zu reizen.
Sie ersticken sie beinahe unter vielfachen Bettdecken
und überschwemmen den Magen mit fast kochenden

Getränken. Diese Mittel würden bei einem Kinde das Fieber hervorrufen, wenn es dasselbe auch nicht hätte! Aber sie müssen die Gährung des Blutes bei den Kranken, welche schon durch ein hitziges Fieber verzehrt werden, auf eine gefährliche Weise vermehren.

Dieser Gebrauch ist sehr gefährlich. Es ist gewöhnlich bei den Ausschlagsfiebern wesentlicher, die Fieberbewegung zu mäßigen, als hervorzurufen. Milde laue Getränke oder gestandenes Wasser bekommen solchen Kranken im Allgemeinen am besten. Der Kranke soll nicht wärmer zugedeckt werden, als in seinem gesunden Zustande. Oft sieht man die hitzigen Hautausschläge bei armen Kindern ganz gefahrlos verlaufen, welche empfindlicher Kälte im Freien ausgesetzt werden. Wir haben eine arme Frau gesehen, welche im Winter bei mehreren Graden Kälte mit ihrem Kinde von zwei Jahren gezwungen war, eine Wanderung zu unternehmen; der Körper des Kindes war vom Kopfe bis zu den Füßen mit großen Blatterpusteln besetzt. Dieses Kind, mit schlechten Fetzen nur halbgekleidet, war seit dem Anfange der Kraukheit beständig der Einwirkung einer lebhaften Kälte ausgesetzt und hatte nur eiskaltes Wasser getrunken, welches von der Mutter aus dem Brunnen den sie am Wege fand, geschöpft wurde.

Und doch hat sich der Ausschlag vollkommen ausgebildet und das Kind erschien nicht kränker, als wenn es immer in einem gut ausgewärmten Bette sorgsam gepflegt worden wäre.

Was wir eben in Hinsicht der Ausschlagfieber gesagt haben, gilt ebenfalls vom Schweißfieber, Friesel und Typhus.

Bevor wir diesen Gegenstand verlassen, wollen wir noch einige Worte über die Impfung und über die Vorurtheile, welche in Betreff derselben herrschen, sagen.

Die Impfung soll im Allgemeinen erst im dritten Lebensmonate und zwar im Frühlinge oder im Herbste vorgenommen werden, wenn nicht die Gefahr der Blatternansteckung dieselbe noch früher oder die Kränklichkeit des Kindes die Verschiebung derselben fordert.

Wir betrachten die Impfung als eine der bewunderungswürdigsten und kostbarsten Entdeckungen des menschlichen Geistes. Die Blattern sind die einzige epidemische Krankheit, für welche man ein Vorbauungsmittel gefunden hat. Mit welch' einem Eifer sollte man dazu seine Zuflucht nehmen, anstatt der Lauigkeit, welche viele Leute noch an den Tag legen, wenn sie ihre Kinder sollen impfen lassen! Aber die Impfung stört oft ihre Gesundheit, sagen sehr viele.

Wir erklären bestimmt, nachdem wir mehrere hundert von Kindern geimpft, daß wir sehr selten schwere Zufälle der Impfung folgen gesehen haben. Was wir oft beobachtet haben, ist folgendes: Ein Kind wird krank, kurz nachdem es geimpft worden ist, das ist die Kälte, unzweckmäßige Ernährungsweise oder eine ganz andere Ursache, welche seine Gesundheit gestört hat, ohne daß die Impfung den geringsten Antheil daran genommen hätte. Aber man ermangelt nicht, die Krankheit der Impfung zuzuschreiben.

Wie oft haben wir Eltern gesehen, deren Kind mit einem skrofulösen Uebel behaftet war, die Impfung als die Grundursache desselben beschuldigen, da sie seinen Ursprung in ganz anderen Umständen hätten suchen sollen.

Man darf jedoch nicht vergessen, daß ein geimpf=

tes Kind ebenso behandelt werden muß, als wenn es mit wahren Blattern im geringen Grade behaftet wäre, deren Nachkrankheiten mit denen der einge= impften Kuhpocken große Aehnlichkeit haben.

11. Erblichkeit.

Die Erblichkeit soll nach Bergeret zu den Ein= flüssen gehören, welche eine große Herrschaft über die Gesundheit der Kinder ausüben.

Wie ein Ast von dem Stamme, auf dem er ge= wachsen ist, entnommen, soll das Kind alle Keime der Kraft oder der Schwäche, alle guten und schlech= ten Anlagen des Stammes, der es erzeugt hat, in sich tragen.

Es findet sich aber kein Beispiel, daß Neuge= borne, deren Eltern an Gicht, Stein, Hämorrhoi= den, Verkrümmung des Rückgrates u. s. w., leiden, mit denselben Uebeln behaftet zur Welt kämen. Auch möchte es schwer zu beweisen sein, daß Kinder mit der Anwartschaft auf die Leiden ihrer Eltern geboren werden, da die Drüsen, die Verdauungsorgane, die

Nieren und Urinblase oft lange Zeit ihre naturge=
mäßen Verrichtungen ausgeübt haben, bevor sich die
angeblich ererbte Krankheit wirklich entwickelte.

Vernunftgemäßer ist es wohl anzunehmen, daß
die von den Eltern auf ihre Kinder übergehende Le=
bensart auch bei diesen ähnliche Uebel hervorbringe,
insofern die Erfahrungen aller Zeiten dafür spre=
chen, daß Nahrung und Lebensart die vorzüglich=
sten Umänderungen im Körper bewirken. Auch die
häufigere Entwickelung von Skrofeln und Tuber=
keln in einer Familie läßt sich auf unzweckmäßige
physische Erziehung, die sogenannte Wasserkost mit
Mehlbrei u. s. w. zurückführen, indem man überhaupt
Nichts unterläßt, was die Entwickelung jener Krank=
heiten befördern kann.

Im Gegentheile sieht man oft, daß gichtische
skrofulöse, tuberkulöse, mit Hämorrhoiden, Stein
u. s. w. behaftete Eltern Kinder erzeugen, die bei na=
turgemäßer Ernährung und Behandlung völlig frei
von diesen Uebeln bleiben, während die von den ge=
sündesten Eltern gebornen Kinder bei einem entge=
gengesetzten Verfahren, von allen angeblich er=
erbten Beschwerden ergriffen werden; überdieß

beobachtet man, wie Geschwister sich meistens in den verschiedensten Gesundheitszuständen befinden, folglich ganz abweichende Anlagen erhalten haben müssen.

Die einzige Krankheit, deren Erblichkeit man nicht bezweifeln kann, ist die Syphilis.

In der That die syphilitische Ansteckung bemäch= tigt sich des Kindes im Mutterleibe. Oft stirbt es schon in diesem ab. Aber, wenn es nicht vor der Geburt gestorben ist, so kommt es oft in einem sehr elenden Zustande zur Welt.

Der mit Syphilis behaftete Neugeborne stirbt nicht immer. Es gibt alle Grade der syphilitischen Ansteckung. Aber, wenn es die Vergiftung überlebt, so wird seine Constitution mehr oder weniger tiefe Spuren davon behalten.

Viele Aerzte behaupten sogar und nicht ganz ohne Grund, daß einige der sogenannten skrofulösen Krankheiten von der Syphilis abstammen.

Die syphilitische Krankheit wird den Kindern nicht nur angeboren, sondern sie können dieselbe viel später auf eine andere Art durch Ansteckung von Seite anderer damit behafteter Leute sich zuziehen.

Nicht nur die schwangere Frau, welche an Sy=

philis erkrankt ist, kann dieses Uebel auf die Frucht übertragen, welche sie in ihrem Schooße trägt, sondern auch der mit Syphilis behaftete Mann kann ein syphilitisches Kind erzeugen, während die Frau gesund geblieben ist.

Das Endergebniß getreuer Beobachtung ist, daß die schwächliche Körperbeschaffenheit und Kränklichkeit der Eltern weniger zum Verfall der Nachkommenschaft beitragen, als unzweckmäßige Ernährung und fehlerhafte Körperpflege.

12. Einwirkung der Luft, des Lichtes und der Bewegung.

> Man kann nie den Mangel an Luft
> durch Diät und Arzneimittel ersetzen
> (Pringle)
> Wohin die Sonne nicht eindringt, geht
> der Arzt oft ein.   (Sprichwort).

Nehmet einen Topf mit Blumen, welche auf einer täglich von Sonnenstrahlen beleuchteten Terrasse kräftig gedeihen, stellet ihn in ein Zimmer, wo die

*

Luft nicht erneuert wird, welches die Sonne niemals
erhellt und betrachtet nach einer gewissen Zeit das
Aussehen, welches jene Pflanzen darbieten. Die
Blätter sind gelblich entfärbt, die Aeste sind verdünnt, die Blüthen haben ihren Glanz und Wohl-
geruch verloren. Ihr würdet vergeblich dieser
Pflanze, welche so der Luft und der Sonne beraubt ist, die setteste Erde geben, sie mit der ge-
nauesten Regelmäßigkeit begießen, ihr werdet sie
immer verkümmern sehen.

Die beseelten Blumen, welche man Kinder
nennt, verhalten sich gerade so, wie die Blumen
unserer Gartenbeete. Wenn die Luft, die sie umgibt, verdorben ist, wenn die Sonne niemals ihre
belebenden Strahlen auf sie wirft, so zehren sie ab
und werden bleich; ihr Fleisch wird schlaff, ihre
Glieder dünn; die weißen Säfte werden bei ihnen
vorherrschend, welches noch nicht Skrofulose ist, aber
zu dieser führt. Die wesentlichen Lebensfunctionen
verändern sich und gehen in Zersetzung und Schwäche
unter. In armen Familien, welche dunkle und enge
Kammern bewohnen, kann dieses täglich beobachtet
werden.

Die Einwirkung einer reinen Luft und der Sonnenstrahlen bildet eine der wesentlichen Bedingungen einer kräftigen Gesundheit. Sie ist dem Menschen zwanzigmal nothwendiger, als eine gute Nahrung.

Lebensluft heißt ja seit lange ein Theil des uns umgebenden Dunstkreises. Diese Lebensluft ist der Sauerstoff. Mit vielem Stickstoff, wenig Wasserdampf und noch weniger Kohlensäure gemengt, stellt Sauerstoff die Luft dar, welche wir athmen. Während der Sauerstoff in regelmäßigem Wechsel beim Einathmen in die Lunge strömen muß und dem Blute die geeignete Mischung ertheilt, rührt die Kohlensäure der Luft zum großen Theil her von dem Gemenge, welches Menschen und Thiere nach jedem Athemzug ausathmen. Vortreffliche Forschungen haben gelehrt, daß diese Kohlensäure aus der Luft in die Pflanzen dringt, um das Hauptnahrungsmittel dieser zahllosen grünenden und blühenden Wesen abzugeben, welche den Sauerstoff großentheils aushauchen, den der Mensch mit Recht im vollsten Sinne des Wortes seine und und der Thiere Lebensluft genannt hat.

**

Betrachtet die Hirten in den Gebirgsgegenden welche nur vom schwarzen Brote leben, die Arbeiter der Ebenen, und die Winzer des Hügellandes, welche oft nur eine grobe Nahrung zu ihrem Gebrauche haben, ihr werdet über ihre Kraft und Lebhaftigkeit staunen, welche sie bei allen ihren Lebensthätigkeiten entwickeln. Begebet euch dann in die großen Fabriksstädte, und ihr werdet von Mitleid bewegt, indem ihr Männer mit bleichem Aussehen und hageren Gliedern, abgezehrte junge Mädchen und verkrüppelte rhachitische Kinder aus den großen Citadellen der modernen Industrie herauskommen sehet. Dennoch nährt sich die Arbeiterklasse der großen Städte von Fleisch und von gutem Kornbrote. Aber sie bewohnt im Allgemeinen Werkstätten und Kammern, wohin Luft und Sonne nur auf eine unvollkommene Weise dringen, während unsere Landwirthe besonders in der schönen Jahreszeit, in ihren Wohnungen nur die Nacht zubringen und während des ganzen Tages der wohlthätigen Einwirkung einer reinen freien Luft und der Sonnenstrahlen ausgesetzt bleiben.

Aber diejenigen Kinder unserer Dorfbewohner,

welche ihre Eltern noch nicht aufs Feld begleiten können, leiden viel von der Unreinlichkeit der Wohnungen. Wir glauben, daß dieses eine der Hauptursachen ist, warum die Skrofeln sich noch oft unter der Landbevölkerung zeigen.

Es geschieht nicht blos in den Wohnungen der unteren Volksklasse, daß die Kinder dem Mangel an reiner Luft und Licht ausgesetzt sind. Oft reiche Familien verwenden, um der Eigenliebe und Eitelkeit zu fröhnen, den gesündesten Theil ihrer Wohnung zu den Vergnügungen des Luxus und Prunkes, während die Kinder in enge und finstere Dachstuben verwiesen sind. Der Salon ist das vorzüglichste, geräumigste, am besten gelegene und lustige Stück der Wohnung.

Was das Schlafzimmer der Kinder betrifft, so bekümmert man sich nicht um seine Lage.

Ist es nicht immer gut genug? Man empfängt hier nicht die Besuche und gibt hier nicht die Feste. —

Wie oft muß der Arzt gegen solche Mißbräuche mit Bedauern anstoßen! Man wird übrigens in der folgenden Geschichte sehen, ob es leicht ist dieselben zu entwurzeln.

Wir wurden oft von der Frau X. gerufen, um ihre Kinder zu besuchen, deren Gesundheit immer etwas zu wünschen übrig ließ; sobald man mit einem Unwohlsein fertig war, mußte man mit einem andern wieder anfangen. Diese Dame hatte einen großen Salon mit zwei Fenstern und ihr Schlafzimmer gegen Mittag gelegen; der Rest der Wohnung lag gegen Norden und das Stück, wo die Kinder mit ihrer Erzieherin schliefen, war ein Kabinet beinahe von der Größe einer Gefängnißzelle. Es war nur von einem zweifelhaften Lichte erhellt, welches durch ein enges Fenster mit matten Glasscheiben mühsam eindringen konnte. Wenn wir des Morgens in dieses Loch eingetreten sind, um hier die kleinen Kranken zu besuchen, so wurde uns fast der Athem verlegt. Mehr als einmal haben wir der Mutter fruchtlose Vorstellungen gemacht, wie unrein die Luft ist, die man dort einathmet.

Eines Tages endlich erklärten wir frei, daß die wahre Ursache der beständigen Kränklichkeit, welche die Constitution der Kinder untergräbt, der Aufenthalt in einer so verdorbenen Luft wäre, daß es dringend nothwendig sei, sie davon zu befreien, indem dieß eine Lebensfrage für sie bildet.

— Wo wollen sie denn, mein Herr, daß ich sie hingebe? sagt uns die Dame.

— Madame, sie haben ihr Schlafzimmer, das geräumig und luftig ist.

— Aber mein Herr, mein Schlafzimmer dient mir als kleiner Salon; er ist es, wo ich gewöhnlich empfange; ich habe hier oft Leute bis Mitternacht, es ist mir unmöglich daraus eine Kinderstube zu machen.

— Wohlan! Madame, richten Sie sie in ihrem großen Salon ein. Hier empfangen Sie nur einmal oder zweimal des Jahres; die übrige Zeit ist er hermetisch geschlossen. Sie benützen ihn kaum, während ihre Kinder den Vortheil haben werden, sich das ganze Jahr der Luft und der Sonne zu erfreuen, welche so leicht hineingelangen können.

— O! mein Herr, wo denken sie hin? Wird die Sonne nicht die Tapeten verderben? In welchen Zustand, großer Gott, würden die Kinder die Parketen bringen und die werthvollen Möbeln, die hier stehen, was wollen Sie, daß man damit anfängt? Nein, Nein, das ist unmöglich.

— Man begibt sich des Salons, Madame, wenn man es nicht anders thun kann. Es ist bessser die Gesundheit ihrer Kinder zu erhalten und den Sammt ihrer Divans zu opfern. Ich wiederhole es Ihnen, es handelt sich hier für sie um das Leben. Geben Sie ihren Salon auf und verschaffen Sie ihren Kindern Luft und Sonne; wenn nicht, so kann ich es nicht mehr über mich nehmen sie gesund zu machen.

Diese letzten Worte wurden mit einem Grade von Unwillen ausgesprochen.

— Wohlan mein Herr, ich will mir die Sache überlegen, antwortete die Dame in einem trockenen und kalten Tone, der uns bewies, daß es Zeit ist das Gespräch abzubrechen.

Wir haben uns empfohlen.

Ihr glaubet vielleicht, daß unsere Vorstellungen einen Erfolg gehabt haben, daß diese Mutter durch unsere ungünstige Vorhersage erschreckt, sich beeilt hat, ihre Kinder dem verderblichen Einflusse, welcher ihre Gesundheit untergrub, zu entziehen?

Nein, sie hat nichts dergleichen gethan, eine alberne und kindische Eitelkeit trug über das Gefühl, welches wir für das mächtigste in den Frauenherzen halten, über die Mutterliebe den Sieg davon.

Man hatte uns gesagt, daß man die Sache überlegen werde. Wollt ihr wissen, welcher Art die Betrachtungen waren, welche unser Gespräch in dem Geiste dieser Dame hervorrief? Der Doktor, sagte sie zu einer ihrer Freundinnen, welche uns später davon benachrichtigte, ist ein besonders eigensinniger Mensch. Wenn er sich eine Idee in den Kopf gesetzt hat, will er nicht mehr davon abstehen. Und überdieß drückt er sich auf eine unglaublich dreiste Art aus; er hat sich beinahe grob gegen mich gezeigt.

Man behielt den Groll gegen uns und die unglücklichen Kinder schliefen wie früher in dem Loch, während im großen Salon die Fensterläden sorgsam geschlossen blieben, um die Tapeten vor der Wirkung der Sonnenstrahlen zu schützen.

Aber die Zeit ist gekommen, diese blinde Mutter wegen ihrem thörichten Uebermuthe grausam zu strafen. Der Tod hat schon die Zahl ihrer Kinder gelichtet. Diejenigen, welche überbleiben, haben noch nicht das Jünglingsalter erreicht; werden sie es erreichen? Es ist wohl erlaubt daran zu zweifeln, besonders wenn sie noch die verdorbene Luft des engen Nestes einathmen.

Es ist wichtig, die Luft des von Kindern bewohnten Zimmers alle Tage zu erneuern. Nichts ist ungesünder, als mitten in einer, durch die Ausathmung vergangener Tage verdorbenen Luft zu leben. Tissot vergleicht diejenigen, welche es thun, mit Leuten, die ihre Excremente essen würden, um sich zu ernähren.

Die kleinen Kinder sollen nie in ihrem Bettchen so mit Vorhängen eingehüllt sein, daß die ganze Verbindung mit der Zimmerluft unterbrochen wird.

Verschafft also eueren Kindern Luft und Sonne, die reine Luft und das Licht, diese so mächtigen, uns von Gott geschenkten Stärkungsmittel, welche weder Gold noch Schweiß den Menschen kosten.

Der Mangel an Bewegung ist den Kindern nicht weniger schädlich, als jener an Luft und Licht.

Im gesunden, durch keine äußeren Verhält=
nisse in der Entwicklung gehemmten, sich selbst über=
lassenen Kinde entfaltet sich frühzeitig das Vermö=
gen der Selbstbewegung.

Anfänglich sei sein Bett, später der mit einer
Decke oder einem Teppiche belegte, allenfalls mit
einer Brustwehr (das sogenannte Viereck) um=
schränkte Fußboden, an schönen Sommertagen ein
bedeckter schattiger Rasen der Tumelplatz seiner ersten
körperlichen Kraftentwicklung, bis es durch allmä=
liges Entfalten aller Glieder und ihrer Vermögen
dahingelangt, sich im Gleichgewichte zu erhalten,
und die im Stehen, Schreiten, Laufen und mun=
tern Sprüngen erworbene Kraft zur größten Fer=
tigkeit auszubilden.

In der Mehrzahl der Fälle lernen die Kinder
zwischen dem 11. und 15. Monate gehen.

Die Bewegung regt die Lebenskräfte an und
vermehrt die Thätigkeit aller unserer Organe. Die
Unbeweglichkeit verursacht Stockungen der Säfte,
vermindert die Hautausdünstung, verdickt das Blut
und verändert seine Zusammensetzung.

Man kann die Skrofeln bei den Hunden und

bei der Mehrzahl von Thieren beliebig erzeugen, wenn man sie während einer genug langen Zeit in einen engen Raum einsperrt, wo sie der Bewegung, der reinen Luft und der Sonne beraubt sind. —

Die moderne Erziehung scheint das bedauernswerthe Bestreben zu haben, die geistige Bildung über die Entwicklung der physischen Kräfte vorherrschend zu machen. Die Gesundheit der neuern Geschlechter leidet dadurch auf eine sehr merkliche Weise. Das Alterthum zeigt uns ein ganz verschiedenes Schauspiel. Man betrachte, welche Wichtigkeit es der Gymnastik, dem Tanze und allen körperlichen Uebnugen beilegte. Man kann sich nicht verhehlen, daß ein solches Verfahren beitragen mußte, den menschlichen Körper auszubilden, welcher den griechischen Bildhauern die bewundrungswürdigen Modelle der Venus, des Apollo, des Herkules abgegeben hat, Modelle, die heut zu Tage verschwunden sind.

Wir wollen hier noch einige Worte über einen Mißbrauch sagen, welchen wir oft mit Bedauern sich in die Erziehung der Töchter einschleichen sehen. Nach unserer Ansicht soll man sie vorzüglich zu dem Zweck erziehen, aus ihnen gute Familienmütter und kräftige Frauen zu bilden, die fähig sind starke Kinder zur Welt zu bringen. Wir begreifen auch nicht, warum man, besonders in den Familen von mäßigen Vermögensumständen, die jungen Mädchen in schönen Künsten unterrichten läßt, deren Ausbildung erfordert, daß sie mehrere Stunden ununterbrochen in Unbeweglichkeit zubringen. Familienväter! wozu taugt es die Gesundheit euerer Töchter aufs Spiel zu setzen, damit sie Figuren ohne Ausdruck und seltsame Gesichter auf die Leinwand schmieren lernen, während sie bei einer Erziehung, welche einen weiten, dem Kindesalter so nöthigen Spielraum der Bewegung läßt, und die angeborne Kraft ihrer Constitution erhöht, später lieblichen, rosigen Wesen das Leben geben, deren Colorit die prächtigsten Bilder durch seinen Glanz verdunkeln wird, denn sie werden aus der Palette der so reichen und unerschöpflichen Natur hervorgegangen sein.

Hier ist auch der Ort eine Thatsache anzuführen, welche den größten Einfluß auf die Zu-

kunft der jungen Leute in Hinsicht ihrer Gesund=
heit ausübt, wir wollen von der Wahl eines
Standes und von der geringen Sorgfalt sprechen,
welche man sich gibt, um jenen mit dem Tempe=
ramente der Jünglinge in Einklang zu bringen.
Man vergißt, daß dieß bei einer großen Zahl der=
selben eine Lebensfrage bildet.

Wenn ihr aus einem jungen lymphatischen
und schwächlichen Menschen einen Kanzleibeamten
macht, so nehmt euch vor der Lungenschwindsucht
in Acht, welche euch denselben fast unfehlbar zwi=
schen dem 20. und 30. Jahre dahin raffen wird.
Machet eher aus ihm einen Soldaten, einen See=
mann; er soll mit einem Worte eine Laufbahn
betreten, welche ihm viel Bewegung in freier Luft
und Sonne gestattet, ihr werdet eine viel größere
Aussicht haben ihn zu erhalten, gleichzeitig wird
er sich einer besseren Gesundheit erfreuen. Das ist
ein Punkt, welchem die Eltern nicht hinreichend
ihre Aufmerksamkeit schenken; eine große Zahl der
jungen Leute stirbt als Opfer des Leichtsinns und
der Unüberlegtheit bei der Wahl ihres Standes.

13. Erregung des Nervensystems.

Die Nerven des Kindes sind schwächer und zarter als jene des Erwachsenen, eine längere Anstrengung, eine zu starke Erregung macht sie viel leichter krank. Die Größe ihres Gehirns ist im Vergleich des übrigen Körpers beträchtlicher als in einem späteren Alter. Dieser Umstand macht sie zu Krankheiten des Nervensystems geeigneter, daher dieses Organ bei Kindern sehr geschont werden muß. Man muß sich hüten, ihre Nerven zu heftigen und zu oft wiederholten Erschütterungen auszusetzen. Man soll ihren Geist nicht zu früh anstrengen und anfangs nur durch einen mäßigen Unterricht in Anspruch nehmen. Man soll es verhüten, ihren Geist mit zu viel Ideen auf einmal zu beschäftigen und ihre Empfindbarkeit durch zu viele lebhafte und wiederholte Eindrücke zu erschüttern. Donné erzählt, daß ein Kind, welches mit seiner Familie in Italien eine Reise machte, welches die Mutter überall mit sich führte, und dessen Augen sich jeden Tag eine Menge neuer Gegenstände darbot, sich davon eine Nervenreizbar-

keit zuzog, welche nur durch ein ruhiges, gleich=
förmiges Leben in freier Luft und in einer und
derselben Gegend beseitigt werden konnte.

Welches Erziehungssystem muß man
für die früheste Kindheit befolgen? Soll man sie
durch Vernunftgründe leiten, indem man von dem
ersten Erwachen ihrer Intelligenz an ihre Urtheils=
kraft appellirt, oder ist es wohl nicht besser, sie
durch die ganz einfache Idee des persönlichen An=
sehens zu lenken, welches die kleinen Kinder so
natürlich in ihren Eltern erkennen und an dessen
Bestreitung sie nicht denken? Donné behauptet mit
Recht, daß es bis zum sechsten oder siebenten
Jahre in Hinsicht der physischen und moralischen
Erziehung allen möglichen Vortheil gewährt, das
persönliche Ansehen über die Kinder unverletzt zu
bewahren und sich nur an das Gefühl des Gehor=
sams zu halten, ohne Alles dasjenige, was später
die komplizirteren Begriffe von Pflicht hinzufügen
können.

Eine geistreiche und verdienstvolle Dame er=
zog, und zwar sehr gut, ihre Kinder bloß mit den
zwei Worten: „Dies muß sein, und dies geht

nicht;" diese zwei Worte schließen in der That die Grundsätze für die Erziehung der ersten Kindheit in sich.

Wir wollen nicht damit sagen, daß man mit Kindern wenig Worte machen soll, denn je mehr und je frühzeitiger man sich mit dem Kinde sprechend beschäftigt, desto eher wird es selbst sprechen lernen. Einige Kinder lernen schon mit sieben, mehrere mit vierzehn, und die meisten mit zwanzig Monaten sprechen.

14. Abhärtung.

Wenn wir den Eltern vorschreiben bei ihren Kindern Vorsicht zu gebrauchen, sei es in Hinsicht der Nahrung, welche sehr oft zu reichlich und schlecht zugemessen ist, sei es in Hinsicht der Kleidung, da sie oft nicht hinlänglich warm ist, sei es in Hinsicht anderer Sachen, so begegnet es uns, alle Tage unsere Rathschläge mit folgender Antwort aufgenommen zu sehen, welche man uns mit einem ganz bestimmten und beinahe ironischen Tone gibt: Ah! bah! warum denn so viel Behutsamkeit?

Muß man die Kinder nicht an Alles gewöhnen? Wollen Sie, daß man sie in einer Baumwoll= schachtel aufziehe? Muß man sie nicht gewöhnen der Kälte zu widerstehen, alle Art von Nahrung zu nehmen, um ihnen einen guten Magen zu ver= schaffen? u. s. w.

Ja, wir glauben, daß ein sehr wesentlicher Punkt bei der Erziehung der Kinder darin besteht, ihnen gute Gewohnheiten beizubringen und unter diesen zählen wir jene, deren Zweck es ist, sie ge= gen die Einflüsse, welche die Krankheiten erzeugen, abzuhärten. Nur sagen wir, daß man nicht zu zeitlich damit anfangen soll, wenn man sich nicht schmerzlich verrechnen will.

Die Erziehung eines Kindes dauert eine ge= raume Zeit von Jahren, man hat genug Zeit vor sich.

In welchem Alter kann man ohne Furcht anfangen, sie allmälig gegen die Mehrzahl der Krankheitsursachen abzuhärten, damit sie von ihnen nicht so heftig berührt werden? In einem Alter, wo ihre Organisation schon eine gewisse Widerstandskraft den Agenzien der Zerstörung ent= gegen setzen kann. Welches ist dieses Alter? Das=

jenige, wo der Tod aufhört, eine zu große Zahl von Opfern unter ihnen zu fordern, nämlich erst nach dem siebenten Lebensjahre.

Welche sind die feindlichen Einflüsse, welche die Sterblichkeit der Kinder in den ersten Lebensjahren so groß machen, Trauer und Trostlosigkeit in die Familien bringen? Vorzüglich sind es diejenigen, von denen wir in den früheren Kapiteln gehandelt haben, nämlich in erster Reihe eine fehlerhafte Ernährung und Verkühlung, hernach der Wechsel der Jahreszeiten, die Epidemien, der Mangel an Luft, Licht und Bewegung, und eine zu starke Erregung des Nervensystems.

15. Verfahren, wenn ein Kind krank wird.

Aus den im Vorhergehenden auseinander gesetzten Lehren und Thatsachen geht hervor, daß wenn ein Kind krank wird, die Sorge der Eltern sich jeder anderen Sache eher zuwenden soll, als den Umständen, die gewöhnlich ihren Kopf einnehmen. Sie sollen daher gänzlich vergessen, daß das Kind Zähne macht, daß es Würmer haben kann, sie sollen sich vielmehr folgende Fragen vorlegen:

Hatte es nicht zu viel gegessen?

Die Speisen, die es genossen hat, entsprechen sie wohl seinem Alter?

War es nicht irgend einer Verkühlung ausgesetzt?

Befinden wir uns nicht in der Jahreszeit der Lungenentzündungen oder in jener der Darmreizungen?

Herrscht hier nicht eine Epidemie in der Gegend?

War das Kind vielleicht an einem Orte gewesen oder durch eine Gasse gegangen, wo eine epidemische Krankheit wüthet? Ist es mit Individuen, welche von diesen Krankheiten kaum genasen, in Berührung gewesen?

Hat es in solchen Verhältnissen gelebt, daß es nicht genug Luft, Sonne oder Bewegung gehabt hätte?

Ist nicht sein Nervensystem zu stark erregt, sein Gehirn zu viel angestrengt worden?

Das sind die allgemeinen Fragen, welche man in Angesicht eines kranken Kindes an sich

richten soll, ohne von der großen Zahl weiterer
Umstände zu reden, die ebenfalls ihre Wichtigkeit
haben.

Wenn man die Ursache der Krankheit gefunden hat, so begreift man, daß es leicht ist ihre
Natur zu bestimmen und daß die Behandlung durch
eine Schlußfolgerung, die ganz einfach daraus fließt,
sich ergibt. Aber es ereignet sich oft, daß die Ursache dunkel, schwer zu bestimmen ist, und daß, um
dieselbe zu entdecken, die Kenntniß der Natur des
Uebels selbst, nach gewissen Charakteren festgestellt,
unumgänglich nöthig ist. Man sieht, daß das Prob-
lem verwickelt ist und daß man es auf eine sehr
bequeme Art vereinfacht hat, indem man die ganze
Kinderheilkunde auf die Würmer und Zähne wälzte.

Es war kein großer Aufwand von Einbildung nöthig, um Alles durch die eine oder die
andere dieser zwei Ursachen zu erklären.

Es ist klar, daß die Kinderheilkunde, betrachtet wie wir es verstehen, viel schwieriger ist, als
jene von Erwachsenen; daß sie nur von den Aerzten strenge ausgeübt werden kann, und daß der
beste Theil, welchen vernünftige Eltern wählen

können, wenn ein Kind krank wird, ist ohne Ver=
zug den Arzt holen zu lassen, welcher ihnen das
größte Vertrauen einflößt.

Auch ist unsere Absicht, indem wir dieses
Buch schrieben, nicht gewesen, die Leute die Kin=
derheilkunde zu lehren, um ihnen glauben zu ma=
chen, daß sie ihre Kinder selbst behandeln und
Aerzte entbehren könnten. Wir haben im Gegen=
theil beabsichtigt, ihnen zu beweisen, daß die Kin=
derkrankheiten weit entfernt wären, so einfach zu
sein, als man allgemein glaubt; daß es höchst
unvernünftig ist, die Behandlung derselben den
Gevatterinnen und Hebammen zu überlassen, daß
eine große Zahl von Kindern stirbt, weil die El=
tern nur an Würmer und Zähne denkend eine kost=
bare Zeit verlieren, theils mit Nichtsthun, theils,
daß sie die vorgeblichen Angriffe dieser eingebil=
deten Feinde durch alltägliche, manchmal gefähr=
liche Mittel bekämpfen. Wir haben die Leute über
die wahren Ursachen aufklären wollen, welche die
Gesundheit ihrer Kinder stören, damit sie durch
ihre abgeschmackte Theorie, ihre unzeitigen Beob=
achtungen und lächerlichen Einwendungen die An=

strengungen des Arztes nicht durchkreuzen, welcher die zweckmäßigen Mittel in Anwendung bringt, um das Leben dieser theuren Wesen ihrer zarten Zuneigung zu erhalten. Wir maßen uns nicht an alle Welt zu unseren Ideen zu bekehren. In der ärztlichen Praxis lernt man kennen, daß es unter den Eltern sehr verschiedene Charaktere gibt.

Die Einen, deren Grobheit nur ihrem Hochmuthe gleich kommt, der sie verblendet, gewohnt Jedermann in ihrer Umgebung zu beherrschen, behandeln den Arzt beinahe in derselben Art, wie ihre Dienerschaft, glauben wenigstens eben so viel zu verstehen, wie er, belästigen ihn mit ihren endlosen Erklärungen, hemmen jeden Augenblick seine Behandlung durch alle Arten von absichtlicher Unterlassung und gebietherischem Begehren. Die andern verfahren mit dem Arzte, wie der Hof Ludwig XIV. in Hinsicht der großen Prediger ihrer Zeit handelte. Man ging den Prediger Massillon anzuhören, aus Mode, aus Gewohnheit, ohne im Geringsten sich irgend eine Lust zu versagen, die er bekämpfte. Ebenso thun es sehr viele Eltern mit ihrem Arzte. Man läßt ihn zum Schein ru-

fen, man erweiset ihm alle Arten von Höflichkei=
ten, man vernimmt seine Vorschriften mit einer
Miene wohlwollender Aufmerksamkeit; aber im
Grund des Herzens nimmt man sich fest vor,
nichts davon zu befolgen, man erklärt in gelehrter
Salbung, daß die Heilkunde nur eine muthmaß=
liche Wissenschaft ist, und man bildet sich ein, einen
geistreichen, des Moliére würdigen Streich gemacht
dem Doktor einen hübschen Possen gespielt zu ha=
ben, indem man ihn in dem Glauben läßt, daß
seine Verordnungen pünktlich ausgeführt worden
sind.

Wir haben nicht für diese Gattung von El=
tern geschrieben. Beklagen wir ihre Verkehrthei=
ten; wir haben seit langer Zeit die Ueberzeugung
gewonnen, daß sie unverbesserlich sind.

Aber wir begegnen zur Entschädigung auch
sehr oft Familienmüttern, welche mit einem aus=
gezeichneten Verstande, einem richtigen Urtheile be=
gabt sind, die sich um so weniger selbst vertrauen,
je scharfsinniger ihr Verstand und je aufge=
klärter ihr Geist ist. Einmal im Besitze vernünf=
tiger Grundsätze werden diese Mütter dieselben

nicht nur bei der physischen Erziehung ihrer Kinder in Anwendung bringen, um ihre Gesundheit zu erhalten, sondern auch, wenn diese krank werden, wird der Arzt in ihnen eine mächtige Stütze bei der Anwendung der Heilmittel und der Leitung der Behandlung finden. Solche Eltern sind unschätzbar am Krankenbette eines Kindes; denn die Vorschriften des Arztes werden unnütz, manchmal sogar schädlich, wenn sie schlecht befolgt werden. Diese sorgsamen und verständigen Mütter sind es, welchen wir vorzüglich diese Schrift empfehlen.

Die Krankheiten im allgemeinen betrachtet, zeigen in ihrem Verlaufe zwei verschiedene Charaktere. Bald tritt die Krankheit plötzlich auf, bricht mitten in einer vollkommenen Gesundheit aus, ruft sogleich Fieber, allgemeine Zufälle hervor und dann sagt man, daß die Krankheit akut oder hitzig ist. Ein anderes Mal wird die Gesundheit nur langsam und unmerklich gestört, der Körper verfällt in einen Zustand von unentscheidbarer Schwäche, langsamem und stufenweisem Verfalle. In diesem Falle heißt die Krankheit chro-

*

nisch oder langwierig. Oft folgt dieser
langwierige Krankheitszustand dem acuten, dessen
Wirkung er bildet.

a) Hitzige Krankheiten.

Wenn ein Kind kurze Zeit nach seiner letzten
Mahlzeit plötzlich von einer Krankheit befallen wird,
so ereignet es sich oft, daß die Verdauung durch
den Ausbruch des Uebels unterbrochen wird, und
daß es die Speisen, welche der Magen enthielt,
herausbricht, die Eltern glauben, daß ihr Kind
nur an einer Unverdanlichkeit leidet und kümmern
sich weiter nicht. Vier und zwanzig Stunden vergehen, manchmal zwei oder drei Tage, und das
Kind bessert sich nicht, man fängt nun an sich zu
beunruhigen. Wie oft sind wir in solchen Fällen
gerufen worden. Die ersten Worte, welche aus
dem Munde der Eltern kamen, indem sie uns an-
redeten, waren folgende: Mein Herr, wir glauben, daß unser Kind sich den Magen verdorben
hat. Einen Augenblick später sahen wir sie ganz
erstaunt, als wir ihnen ankündigten, daß ihr Kind
anstatt einer Unverdanlichkeit mit einer Entzün-

dung der Gedärme, der Lungen oder mit einer andern hitzigen Krankheit behaftet ist, welche man
in voller Freiheit sich entwickeln ließ in der Ueberzeugung, daß das Uebel nur von einem überlade-
nen Magen herkomme.

Man soll sehr diesen vorgeblichen Unverdau-
lichkeiten mißtrauen, weil sie dazu verleiten eine
kostbare Zeit zu verlieren. Es gibt keine Gattung
von Krankheiten, welche eine schnellere Hilfe erfordern, als die hitzigen Krankheiten, wie z. B.
die Bräune, die Gehirnhautentzündung, gewöhnlich
Kopffieber genannt, die Lungenentzündung.

Wenn das Kind nur an einer Unverdaulichkeit leidet, wenn sein ganzes Uebel nur in der
Ueberladung des Magens besteht, so wird es durch
das Erbrechen der Speisen, die ihn beschweren, unmittelbar erleichtert. Alle Zufälle verschwinden, es
darf ihm weder Fieber, noch Abgeschlagenheit, noch
örtlicher Schmerz zurückbleiben. Sehr oft sieht
man es ohne Verzug wieder seine Fröhlichkeit ge-
winnen und sein Spiel anfangen.

Wenn die Unverdaulichkeit nur den Anfang
einer andern Krankheit bezeichnet, so dauert sie

nach dem Erbrechen fort, das Kind befindet sich darauf nicht beffer oder fühlt nur eine Erleichterung von sehr kurzer Dauer. Verlieret diese wesentliche Unterscheidung nicht aus den Augen; behaltet sie wohl im Gedächtniße, damit ihr euch nicht überraschen läßt. Wir haben viele Kinder als Opfer dieses Irrthums fallen gesehen, welchen wir eben angegeben haben.

Ein anderes Vorurtheil, welches auch viel Unheil anrichtet, bezieht sich auf das, was man das Wachsen nennt.

Ein Kind legt sich ins Bett mit Fieber, Steifigkeit und Schmerzen in den Gliedern. Die Eltern sagen: das ist nichts, das sind Schmerzen vom Wachsen.

Die Krankheit verfolgt ihren Lauf, und diese Krankheit kann eine heftige Entzündung in ihrem Beginne sein.

Die Ansicht, daß das Wachsthum des Körpers örtliche Schmerzen und allgemeine Unbehaglichkeit hervorrufen kann, ist nach unserer Meinung nur ein Vorurtheil.

Wir begreifen in physiologischer Hinsicht

nicht, wie die natürliche Bewegung der Ernährung, welche der physischen Entwicklung des Individuums vorsteht, Schmerzen verursachen könnte und andern Theils gestehen wir offen, daß wir jedesmal als die Eltern uns Kinder vorgestellt haben, welche nach ihrer Meinung an Schmerzen vom Wachsen leiden sollten, erkannt haben, daß ihr Unwohlsein von einer ganz anderen Ursache herkam.

Wie die Würmer und Zähne, so ist auch das Wachsen nur ein Sündenbock, dessen man sich bedient, um das zu erklären, was man anders zu erkären unfähig ist.

Wenn ein Kind sich ins Bett legt, mit einer hitzigen Krankheit behaftet, so besteht die erste Vorsicht, welche die Eltern nehmen sollen, darin, daß sie es einer strengen Diät und dem Gebrauche milder Getränke unterziehen. Diese zwei Mittel können schon hinreichen, um eine große Zahl von Krankheiten zu heilen. Wendet sie dreist und ohne Verzug bei euren Kindern an, wenn sie unwohl sind, in der Erwartung bis der Arzt euch bestimmtere Weisung über die Behandlung gegeben hat, die ihr befolgen sollet.

b) Chronische Krankheiten.

Die chronischen Krankheiten, in Hinsicht ihrer Dauer oft unentscheidbar, sind der Lieblingstummelplatz gemeiner Irrthümer. Wie sollten sich die Eltern nicht allen Arten von Erklärungen, Voraussetzungen, Muthmaßungen in Anwesenheit eines Uebels überlassen, welches so langwierig ist, Monate lang, manchmal Jahre lang dauert, und endlich die größte Geduld erschöpft.

Auch sind die chronischen Krankheiten der Boden, welchen mit großen Gewinn die Charlatane, allerlei Kurpfuscher und die Gevatterinnen ausbeuten. Die Mehrzahl dieser Krankheiten weicht nur einer langen methodischen, pünktlichen Behandlung, welche die Eltern sehr selten den Muth haben bis zu Ende zu befolgen. Wenn man nach einigen Tagen oder einigen Wochen von der Anwendung der ersten Mittel keine sehr deutlichen Veränderungen sieht, so wendet man sich wo anders hin, um einen neuen Rath zu holen.

Viele Leute machen sich von der Medizin einen so sonderbaren Begriff daß sie in einem Krank=

heitsfalle einen Arzt rufen, wie sie beiläufig einen Tischler holen lassen, um ein schadhaftes Hausgeräth auszubessern. Sie glauben, daß wir durch schnell wirkende und sichere Mittel stets in gute Ordnung bringen müssen, was in ihrer Gesundheit mangelhaft ist.

Sie vergessen, daß der menschliche Organismus nicht gänzlich einer aus trägen Theilen zusammengesetzten Maschine gleicht, und daß es uns unmöglich ist, auf denselben ohne Mithilfe der Lebenskräfte zu wirken, deren Thätigkeit unwandelbaren Gesetzen unterworfen ist, welche wir weder verletzen, noch nach Belieben ändern können.

Wir begegnen alle Tage Eltern, welche den Ansichten, die wir eben bekämpft haben, folgen, und uns vorschlagen, solche ihrer Meinung nach taugliche Mittel anzuwenden, um mit der Krankheit schneller fertig zu werden, und die oft nur den Kranken aus der Welt schaffen würden. Ist ein Kind z. B. mit einer chronischen Entzündung der Gedärme, mit jener Aufgetriebenheit und Härte des Bauches behaftet, so plagt man oft den Arzt, dem Kranken Abführmittel zu reichen. Es kommt den Eltern vor, daß das Uebel im Körper nur wie ein Unrath sitzt, welcher mechanisch gereinigt werden kann, auf die Art wie der Schornsteinfeger den Rauchfang abkratzt. Die Abführmittel würden nur zu oft die Darmreizung steigern. Aber wenn man nach den Ansichten der Leute handeln könnte, würde ihre Anwendung wahrlich viel bequemer und schneller als eine strenge Diät, welche man oft durch Monate zu befolgen gezwungen ist, und entsprechende Medikamente, welche nur langsam heilen, und deren unmittelbare Wirkungen man nicht sieht.

Es ist ein sehr gefährlicher Stein des Anstoßes bei langwierigen Krankheiten der unüberlegte Eifer der Eltern, ein Uebel schnell beseitigen zu wollen, welches seiner Natur nach nur langsam weicht. Sie werden dadurch verleitet, ohne Wissen des Arztes allerlei Mittel anzuwenden, welche oft die Wirkung haben, die Dauer des Uebels abzukürzen, ja aber, indem sie den Kranken ins Grab bringen.

Bei der schleichenden Entzündung der Gedärme, einer sehr gewöhnlichen chronischen Krankheit der Kinder haben die Eltern den Hauptfehler, die Wichtigkeit einer längeren strengen Diät nicht zu begreifen. Sie fürchten, sie in eine große Schwäche verfallen zu sehen. Sie geben ihnen zu essen, um ihr Geschrei zu beruhigen, da oft dieses nicht durch Hunger, sondern durch Kolik hervorgerufen wird. Sehr oft haben die kleinen Kranken nicht einen wahren Appetit, sondern einen falschen, launigen Hunger, welcher sie antreibt, stark schmeckende Speisen zu verlangen. Daher sieht man die Eltern ihnen ohne Furcht stark gewürzte und schwer verdauliche Sachen zu essen geben.

„Es will keine andere Nahrung, sagen die Mütter, wie kann man sie ihm abschlagen? Es muß wohl etwas genießen, um sich zu erhalten."

Deshalb kommt es vor, daß man Kinder sieht, welche nichts anders als Milch, leichte Fleischsuppen, Gersten- oder Reisschleim u. s. w. bekommen, sollten, Brod und Saucen, Fleisch, Butterbrod, Käse u. s. w. verzehren. Man kann sich die schöne Wirkung denken, welche eine solche Ernährung auf den Magen und die Gedärme hervorbringen muß, deren Verrichtungen durch die Krankheit so gestört sind. „Aber es bricht das nicht aus, was man ihm gibt, erwiedert man uns, denn Alles geht gut durch." Untersuchet die Stoffe der Darmentleerungen, so werdet ihr sehen, was durchgeht, ohne verdaut zu werden, denn ihr werdet oft darin die Stücke von Speisen finden, so wie sie verschluckt worden sind, oder sie sind in faulige Zersetzung übergegangen, durch einen unerträglichen Gestank bezeichnet. Uebrigens ist es möglich, daß der Magen nicht leidet, daß er dem zufolge die Speisen nicht zurückstoßt, und daß er den Theil der Verdauungsarbeit erfüllt, der ihm bestimmt ist. Aber vergesset nicht, daß er nur die Hälfte der Arbeit verrichtet, und daß die andere Hälfte in den Gedärmen vor sich geht.

Es gibt eine chronische Krankheit, auf welche wir die ganze Aufmerksamkeit der Mütter zu lenken versuchen, weil sie die Quelle sehr nachtheiliger Folgen für die Gesundheit der Kinder ist; wir wollen von den Kopfausschlägen reden.

Es hat eine Zeit gegeben, wo man zweifelte, daß ein Kind sich jemals einer festen Gesundheit erfreuen könne, wenn es den Kopfausschlag nicht gehabt hat. Man betrachtete diesen als eine Art von Reinigung. Man bildete sich ein, daß das Kind sich auf diesem Wege scharfer, schlechter, gefährlicher Säfte entledige. Man fand noch allgemein Kinder, deren Kopf dadurch in einen abscheulichen Herd von Gestank verwandelt war.

Zum Unglück war das Vorurtheil, welches wir bekämpfen, durch einige Aerzte unterhalten worden, welche es zur Lehre erhoben haben.

Weit entfernt der Gesundheit der Kinder zuträglich zu sein, sind ihnen die Kopfausschläge auf vielfache Weise schädlich. Betrachtet die traurige Miene, welche diejenigen darbieten, deren Kopf damit besetzt ist. Wie mager und blaß sie sind. Untersuchet den Kranz von vergrößerten Drüsen, welche ihren Hals umgeben, und die Aufgedunsenheit des ganzen Körpers, welche oft in Folge der gehinderten Respiration erscheint. Die so heftige hartnäckige Augenentzündung, welche oft unheilbare Hornhautflecke zurückläßt, den Glanz der Augen trübt, ist nicht selten von der Entzündung der Kopfhaut verursacht, welche sich über das Gesicht und die Augen verbreitet. Dasselbe gilt von der Eiterung des Gehörgangs, welche das Trommelfell zerstört und dem Gehör unheilbare Schwäche bringt.

Das sind die gewöhnlichsten Folgen dieser Eiterung am Kopfe, welche man als ein Zeichen der Gesundheit für die Kinder betrachtete.

Wenn sie sich jedoch immer auf eine freiwillige Weise entwickeln würden, wie es manchmal geschieht; aber nein, ihr häufigster Ursprung ist der folgende:

Ein Bläschen erscheint auf dem Kopfe eines Kindes. Alsogleich ruft die Mutter aus: „Der Grind will bei ihm ausbrechen," und um seinen Ausbruch zu begünstigen, unterläßt man von diesem Tage an das Kämmen des Kindes, man hüllt ihm den Kopf mit Krautblättern ein oder sogar mit einer Kappe von Wachsleinwand, welche in Folge des größten Mißbrauchs einer Benennung den Namen Gesundheitshaube erhalten hat, während ihr wahrer Name die Haube der Unfläthigkeit sein sollte. Man bedeckt das Ganze noch mit einer gewöhnlichen warmen Haube. Der Erfolg läßt nicht lange auf sich warten. Der Kopf der Art eingepackt wird der Sitz einer lebhaften Wärme, eines scharfen Schweißes, der hier gährt, die Haut reizt, Jucken und Bläschen hervorruft. Da das Kind nicht mehr gekämmt wird, so bildet sich eine ganze Kolonie von Ungeziefer, welches durch die immerwährende Reizung jene des Schweißes vermehrt. Das Kind hat beständig die Hände am Kopfe, um sich zu kratzen. Es reißt sich unbarmherzig die Kopfhaut auf.

Bald ist die ganze Masse von Haaren zusammengepappt, der Kopf ein Herd von stinkender Eiterung, welche das Kind durch ihre Menge erschöpft, und die es umgebende Luft, welche es einathmet, verdirbt.

Indeßen kommt der Kopfausschlag manchmal von selbst zum Vorschein, ohne daß ihn etwas hervorgerufen hätte. Aber hütet euch zu euren gewöhnlichen Mitteln die Zuflucht zu nehmen, um ihn zu unterhalten oder zu vermehren; denn dieser Kopfausschlag ist manchmal eine einfache Ergießung von Säften, welche auf diesen Punkt bei blutreichen und lymphatischen Kindern vor sich geht. Anstatt diese Krankheit der Kopfhaut, welche, wie wir es gesehen haben, sehr schlimme Folgen nach sich ziehen kann, zu schonen oder zu fördern, erforschet die Ursache, welche sie hervorgerufen hat und bekämpfet sie unverzüglich. Wenn die Ursache beseitigt ist, so wird die Wirkung auch ganz aufhören, ohne daß daraus eine Gefahr entsteht.

Unterziehet daher diese Kinder einer zweckmäßigen Diät. Verringert die Menge der Nahrung wenn sie zu gefräßig sind. Regelt die Stunden des Essens und gebet ihnen nichts, durchaus nichts in der Zwischenzeit. Aendert die Nahrung, wenn sie zu substanziös oder zu reizend ist. Reget die allgemeine Transpiration durch häufige Leibesübung in freier Luft an. Das ist das beste Mittel, den Körper von dem Ueberfluß der Säfte zu befreien welche ihn überfüllen. Dieß beweist auch der Umstand, daß mancher Kopfausschlag sich selten im Sommer zeigt, indem da die Haut sehr thätig ist. Er ist oft die Frucht des Eingesperrtseins zur Winterzeit, während welcher die Hautporen verschlossen sind.

Es ist gewiß, daß der freiwillige Kopfausschlag sich hauptsächlich bei lymphatischen oder strofulösen Kindern erzeugt; derselbe aber, weit ent=

fernt den Kindern von einer schlechten Körperbe=
schaffenheit nützlich zu sein, zieht bei ihnen in einem
viel höheren Grade, als bei kräftigen Kindern alle
die schlimmen Folgen nach sich, die wir angegeben
haben.

Was den künstlichen Kopfausschlag betrifft,
welchen man beinahe nach Belieben durch die oben
erwähnte Haube und durch die Vernachlässigung
der Reinlichkeit hervorruft, so kann sich derselbe bei
dem best' konstituirten Kinde entwickeln.

Aber dennoch, werden viele Mütter ausrufen,
sieht man oft Kinder schwere Krankheiten in Folge
des Zurücktretens der Kopfausschläge durchmachen.

Nehmet gefälligst die Wirkung nicht für die
Ursache. Ein mit Kopfausschlag behaftetes Kind
ist eben so wenig, wie die andern, von Krankhei=
ten aller Art ausgenommen. Wir behaupten sogar,
daß es ihnen mehr unterworfen ist, und zwar aus
zwei Gründen, zuerst weil ein Kind, welches den
Kopfausschlag hat, der von selbst erschienen ist, ihn
oft einer allgemeinen Störung der Gesundheit ver=
dankt, hernach weil der Kopfausschlag durch die
Reizung, die er auf das ganze Nervensystem aus=

übt, dieses für alle Krankheitsursachen empfängli=
cher macht.

Wenn ein Kind von einer Entzündung der
Gedärme oder der Lungen befallen wird, während
es den Kopfausschlag hat, so trifft die Eiterung
der Kopfhaut dasselbe, was man bei jeder andern
abnormen Absonderung sieht. Der kranke Theil
zieht das Blut und die Säfte an sich, welche die
Orte verlassen, wohin sie früher zuströmten. Daher
wird unter diesen Umständen ein Fontanell aufhö=
ren zu fließen, ein Geschwür aufhören zu eitern,
ebenso wie die naturgemäßen Absonderungen der
Nase und des Mundes sich bedeutend vermindern,
die Nasenhöhlen werden trocken und der Mund
teigig.

Nicht das Verschwinden des Kopfausschlages
ist es, welches die Krankheit hervorrief, sondern
das Ausbrechen der Krankheit ist Schuld, daß der
Kopfausschlag verschwand.

Die Hautkrankheiten überhaupt sind entweder
örtlich, d. h. vorerst nur Krankheiten der Haut
ohne Theilnahme anderer Organe oder der Säfte
an der Krankheit — oder sie sind ein Theil einer

allgemeinen Störung der Gesundheit. Immer sind es also Krankheiten, niemals bringen sie Vortheil und immer ist die dringende Anzeige zu ihrer Beseitigung vorhanden.

Bei den rein örtlichen werden örtliche Mittel ausreichen. Bei den mit Constitutionsleiden gepaarten werden sie nicht genügen; hier werden hauptsächlich innerliche Medikamente in Anwendung gebracht.

Welches ist nun das Verfahren, welches die Eltern in Hinsicht der Kopfausschläge einhalten sollen?

Nie etwas thun, um sie hervorzurufen, den Kopf der Kinder im höchsten Grade von Reinlichkeit halten, die Kohlblätter und die Mützen der Unfläthigkeit sehr strenge vermeiden; und hernach, wenn Bläschen am Kopfe zum Vorschein kommen, wenn sich ein mehr oder weniger ausgedehnter Ausschlag daselbst bildet, die Sorge für die Reinlichkeit verdoppeln, das Ungeziefer mehr als je bekämpfen, und zu gleicher Zeit das Uebermaß von Säften durch eine zweckmäßige Diät und häufige Leibesübungen in freier Luft vermindern. Wenn man ein Conftitutionsleiden vermuthet, so muß dieses auch mit inneren Mitteln behandelt werden.

Der sogenannte Milchschorf oder Vierziger, welcher bei Säuglingen im Gesichte entsteht, verursacht dieselbe Unannehmlichkeit, wie die Kopfausschläge und es gilt von ihm dasselbe, was wir von diesen gesagt haben; nur auf den sogenannten Erbgrind findet es keine Anwendung. Dieser ist eine ganz besondere, durchaus örtliche und durch Berührung ansteckende Krankheit, welche durch eine Art sehr kleiner Pilze hervorgerufen wird, und sich nach Art der Kryptogame verbreitet. Diese besondere Krankheit erfordert eine ganz eigenthümliche örtliche Behandlung.

Bevor wir dieses Kapitel verlassen, wollen wir die erbärmliche Gewohnheit mit allen unseren Kräften bekämpfen, welche viele Mütter haben, den Kopf der Säuglinge sich mit jener grauschwarzen Rinde überziehen zu lassen, welche man allgemein den Gneis nennt.

Sie glauben, daß diese schmutzige Decke ihnen sehr gesund ist, während sie nichts anderes ist, als eine Lage von eckelhaftem Talg, welche die Ausdünſtung der Kopfhaut hindert, die Haarwurzeln faulig macht und das Ungeziefer bedeckt, welches dem Blicke entgeht und die Kinder ganz ungehindert quält.

Manche Mütter finden es viel bequemer, dieſe Rinde ſich bilden zu laſſen, als ſich täglich der genauen Sorge der Reinlichkeit zu unterziehen, welche der Kopf der Kinder erfordert. Aber eine ſorgfältige Mutter ſoll von keiner Arbeit im Intereſſe ihres Kindes ſich ausſchließen. Uebrigens wiſſen wir wohl, daß es nicht die Faulheit iſt, welche bei vielen Müttern Schuld daran trägt, daß ſie den Gneis am Kopfe ihres Kindes anwachſen laſſen. Sie werden von den thörichſten Vorurtheilen beherrſcht. Die Einen glauben, daß er das Geſicht beſchützt und Andere, daß die Kinder, welche früher laufen, diejenigen ſind, welche die dickſte und breiteſte Rinde von Gneis haben.

Befreit die Kinder von dieſem Schmutze, welcher ihnen unangenehmes Jucken verurſacht und nur dazu dient, die Luft, welche ihren hübſchen Kopf umgibt, mit Geſtank zu erfüllen.

Alle Mütter, welche unſerem Rathe in dieſem

12 *

Punkte gefolgt find, haben es nicht bedauert. Wir
haben stets gesehen, daß die Kinder, bei welchen
man den Gneis nicht anwachsen ließ, davon keinen
Nachtheil hatten, und daß sie viel früher als andere einen schönen, kräftigen Haarwuchs erhielten.

Es erübrigt uns noch die Eltern auf ein
chronisches Constitutionsleiden der Kinder aufmerksam zu machen, welches häufig übersehen wird und
den Kindern doch so nachtheilig ist. Das ist die
Rhachitis, auch die englische Krankheit, Zwei-
wuchs oder Doppelglieder genannt.

Die Rhachitis, welche sich im zarten Kindesalter entwickelt, stellt eine besondere Art der Kno-
chenerweichung dar.

Bei vielen rhachitischen Kindern, besonders im
ersten halben Lebensjahr findet man eine bedeutende
Weichheit und bedeutende Eindrückbarkeit, später
verdünnte, beinahe papierdünne Stellen am Hin-
terkopfe. Die Verknöcherung der Schädelknochen
geht sehr langsam vor´ sich, diese bleiben lange
dünn, weich, die Fontanellen lange offen. Reichliche
Schweiße des Kopfes pflegen häufig vorzukommen.
Gefährlich kann dieser Zustand dem Kinde werden,

wenn sich Krämpfe aller Art, Erstickungsanfälle und chronischer Wasserkopf hinzugesellen. Die Zahnbildung wird sehr verspätet, der Brustkorb wird seitlich abgeflacht, sogar eingedrückt, nach vorne gehoben, der Hühnerbrust ähnlich, und daher das Athmen erschwert. Dann folgen Verkrümmungen der Wirbelsäule, der Arme und Beine, wodurch viele Kinder, wenn ihr Leiden übersehen oder vernachlässiget wird, leicht lebenslang zu Krüppeln werden.

Die Rhachitis entwickelt sich am häufigsten zwischen dem 5. und 20. Lebensmonate, etwas seltener vor dem 5. Lebensmonat; daher ist es sehr wichtig, die Kinder in diesem Alter öfter ärztlich untersuchen zu lassen, damit die etwa auftretende Rhachitis durch zweckmäßige diätetische Pflege und ärztliche Behandlung in ihrem Fortschreiten aufgehalten werde.

Nicht nur künstlich genährte, sogenannte Wasserkinder, sondern auch Säuglinge, von kräftigen Ammen genährt, können von diesem Leiden heimgesucht werden, welches sich nur allmälig entwickelt, nur langsam behoben wird, und einmal geheilt nicht wiederkehrt.

*

16. Grobe Irrthümer.

> Es gibt weder eine Thorheit, noch
> eine Grille, welche ungebildete und
> verirrte Geister in dem weiten Felde
> der Einbildung nicht hervorbräch=
> ten.

Es ist beinahe für den menschlichen Geist eine
Schande, daß man noch heut zu Tage die Anwen=
dung einer gewissen Zahl von so thörichten, so lä=
cherlichen Mitteln bekämpfen soll; der Gedanke,
dieselben in Gebrauch zu ziehen, konnte nur in
einer verdorbenen Phantasie entstanden sein. Aber
wir haben sie sehr ernsthaft rühmen gehört und
mit blindem Vertrauen anwenden gesehen. Es ist
uns daher unmöglich, nicht einige Worte darüber
zu sagen.

Wir begreifen nicht, woher es kommt, daß in
mancher Gegend sich die Krebse eines arzneilichen
Rufes erfreuen. Ist ihre seltsame Form Schuld
daran? Es ist sehr möglich.

Man macht Umschläge von Krebsen, womit

der kranke Theil bedeckt wird. Man wendet sie bald roh, bald gekocht, manchmal zerstoßen, ein anderes Mal ganz an; dieß hängt gewöhnlich von einer mehr oder weniger launenhaften Einbildungskraft der Gevatterinnen ab. Bei Kopfkrankheiten z. B. hatte man den Kopf des Kindes in einen mit lebenden Krebsen gefüllten Sack eingehüllt, die um den unglücklichen Kleinen wimmelten, und ihm die unangenehmsten Gefühle verursachen mußten.

Um die Würmer zu tödten sind gekochte Krebse, auf den Bauch gelegt, in manchem Orte im großen Rufe.

Wer hat am Halse der Kinder aus Korkholz oder Bernstein verfertigte Halsschnüre, die englischen Zahnperlen, in einem Sackel eingenähte Schneckenzähne!? nicht gesehen, zu dem Zwecke, die Schmerzen beim Zahnen zu verhindern? Zum Unglücke für die Vernunftlehre der Mütter haben wir gleiche Mittel von den Hebammen anwenden gesehen, um die Milch bei Wöchnerinnen verlaufen zu machen, welche selbst nicht säugen wollten.

Die Halsbänder aus Knoblauch stehen auch im großen Rufe gegen Würmer.

**

Die Gelbsucht einfach ohne organischem Lei=
den heilt sehr bald, besonders bei Kindern. Aber
bisweilen ist sie eine langwierige Krankheit, die
man nicht plötzlich beseitigen kann.

Es ermangeln auch nicht Quacksalber aller
Art ihre Phantasie daran zu üben, welche die un=
geräumtesten Mittel gegen dieselbe erfunden haben.

Im Folgenden besteht eine Vorschrift, welche
wir gegen die Gelbsucht haben befolgen gesehen.
Nehmet ein Ei von einer schwarzen Henne (die
schwarze Henne spielte eine wichtige Rolle in den
Beschwörungsformeln der Heren), machet ein klei=
nes Loch am Ende desselben, hernach gehet in
einen Wald, es mitten in einen Ameisenhaufen zu
legen; besichtiget es alle Tage und nachdem die
Ameisen werden die Eierschale geleert haben, muß
der Kranke gesund werden.

Gegen hartnäckige Flechten ist uns folgende
Vorschrift zu Gesicht gekommen. Nehmet eine Kröte,
die schönste, die ihr werdet finden können (wörtlich),
schlaget sie in Teig ein und läßt sie im Ofen
backen, bis sie ganz eingetrocknet ist. Stoßet
sie zu Pulver, und lasset jeden Morgen das

Kind eine Prise von diesem Pulver in Milch nehmen.

Um den Keuchhusten zu beseitigen, hat man uns erzählt, soll man ein Stück Leber nehmen, das mit Keuchhusten behaftete Kind darauf pissen lassen und dieselbe dann einem Hunde zu fressen geben.

Bei Anfällen von Fraisen soll man eine Taube nehmen, den After derselben gegen den des in Krämpfen befindlichen Kindes halten, worauf die Taube stirbt, die Fraisen aufhören und nicht wiederkehren.

Eines Tages haben wir gesehen eine lebend entzwei geschnittene Taube, warm und blutend an die Herzgegend eines sterbenden Kindes legen, um es zu beleben.

Wir würden gar nicht fertig, wenn wir alle die lächerlichen Gebräuche, alle die thörichten Meinungen, wozu auch das Sinken des Wassers vom Kopfe, Unterwachsensein, Verschreien der Kinder u. s. w. gehören, anführen wollten, welchen wir auf jedem Schritte im Laufe unserer ärztlichen Beobachtungen begegnen.

Schließen wir mit einer Begebenheit, welche

uns zeigen wird, wie beschränkt der Horizont der Leute in Hinsicht der ärztlichen Kunst ist, und wie unwiderstehlich sich ihr Geist von dem einfachen Wege gesunder Ansichten entfernt, um in dem unbegrenzten Felde der Phantasie zu irren, das mit so viel Grillen, Irrthümern und Lügen besäet ist.

Ein gut erzogener Mann, dessen Redlichkeit aber der Erziehung nicht glich, baute seine Aussichten auf jenes unerschöpfliche Californien, welches die allgemeine Leichtgläubigkeit heißt und wurde ein Charlatan.

Er verkaufte auf einem der Plätze Londons einen Balsam, welcher alle Krankheiten heilen sollte. Eine unzählbare Menschenmenge umgab ihn täglich und er verließ nur seinen Posten, wenn seine Kasse mit Geld überfüllt war. Ein berühmter Arzt in London sah es mit Schmerz, daß ein Mann von schönen Geistesgaben, im Besitze hinlänglicher Kenntnisse, um die wahre Arzneikunst auszuüben, sich herabwürdigt, ein solches Geschäft zu treiben, und machte ihn eines Tages darauf aufmerksam.

— Wie hoch schätzen Sie, sagte ihm der

Charlatan, die Menschenmenge, welche jeden Tag
die belebteste Gasse Londons durchzieht?

— Zwanzig Tausend.

— Wie hoch schätzen sie die Zahl derjenigen,
welche einen gesunden Sinn, ein richtiges Urtheil
haben?

— Fünfhundert.

— Das Verhältniß ist offenbar zu groß.

— Zweihundert?

— Das ist noch zu viel.

— Hundert?

— Sie haben es nicht errathen.

— Zehn?

— Beiläufig.

— Lassen Sie mich, setzte der Charlatan hinzu,
von den neunzehn Tausend neun Hundert und
Neunzig den Tribut erheben, den sie mir mit so
großem Eifer zahlen. Ich habe nichts dagegen,
daß die übrigen Zehne ihnen ein Vertrauen schen=
ken, welches sie mit Recht verdienen.